T0350088

杏 林 趣 事
Xìng Lín Qù Shì

ANECDOTES OF
TRADITIONAL CHINESE MEDICINE

中医双语课外读物

A Bilingual Extracurricular Reader for Traditional Chinese Medicine

杏 林 趣 事
Xìng Lín Qù Shì

ANECDOTES OF
TRADITIONAL CHINESE MEDICINE

Edited by

曲丽芳
Lifang Qu
Shanghai University of Traditional Chinese Medicine, China

English version edited by

Mary Garvey
University of Technology Sydney, Australia

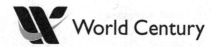

Published by

World Century Publishing Corporation

27 Warren Street, Suite 401-402, Hackensack, NJ 07601

Library of Congress Cataloging-in-Publication Data
Names: Qu, Lifang, author. | Garvey, Mary (Chinese medicine physician), author.
Title: Anecdotes of traditional Chinese medicine / by Lifang Qu and Mary Garvey.
Other titles: Xing lin qu shi. English
Description: New Jersey : World Century, [2017] | Translation of: Xing lin qu shi =
    Anecdotes of traditional Chinese medicine / Lifang Qu, editor. Di 1 ban.
    Shanghai, Shanghai Scientific & Technical Publishers, 2015. |
    Includes bibliographical references. | Each story begins with the Chinese characters,
    accompanied by the pin yin with tones to guide Western students with their Chinese
    pronunciation. Then the English version of the story follows with a glossary to assist
    Chinese students with their English pronunciation.
Identifiers: LCCN 2017048424 | ISBN 9781938134999 (hardcover : alk. paper)
Subjects: LCSH: Medicine, Chinese--Anecdotes.
Classification: LCC R601 .Q4313 2017 | DDC 610.951--dc23
LC record available at https://lccn.loc.gov/2017048424

British Library Cataloguing-in-Publication Data
A catalogue record for this book is available from the British Library.

Printed in Singapore

主　编	Chief Editor	曲丽芳	Qu Lifang
英文主审	Chief Editor English	玛丽·嘉伟	Mary Garvey
副主编	Subeditors	赵申申	Zhao Shenshen
		刘　俊	Liu Jun
编　委	Contributors	何　婧	He Jing
		姚佳音	Yao Jiayin
		林宇栋	Lin Yudong
		丛忆蕾	Cong Yilei
		孙朝宇	Sun Chaoyu
		谢咏琪	Xie Yongqi
		戴嘉皓	Dai Jiahao

跨越时间长河
讲述久远故事
追溯医史踪迹
探寻中医奥秘

（曲丽芳）

Kuà yuè shí jiān cháng hé
Jiǎng shù jiǔ yuǎn gù shì
Zhuī sù yī shǐ zōng jī
Tàn xún zhōng yī ào mì

（Qū Lìfāng）

Sailing over the river of time
Telling age-old stories
Tracing Chinese medical history
Exploring the mysteries of Chinese Medicine

（Qu Lifang）

正气存内，邪不可干。(《素问·刺法论》)

Zhèng qì cún nèi, xié bù kě gān. (《*Sù Wèn · Cì Fǎ Lùn*》)

Zheng qi (vital qi) is kept inside, evil can not invade.

From the *Elementary Questions* · *Discourse on Needling Methods* (Treatise Seventy-two)

邪之所凑，其气必虚。(《素问·评热病论》)

Xié zhī suǒ còu, qí qì bì xū. (《*Sù Wèn · Píng Rè Bìng Lùn*》)

Where evil qi (pathogenic factor) gathers, the vital qi must be weakened.

From the *Elementary Questions* · *Discourse on Heat Disease* (Treatise Thirty-three)

阴阳者，天地之道也，万物之纲纪，变化之父母，生杀之本始，神明之府也。(《素问·阴阳应象大论》)

Yīn yáng zhě, tiān dì zhī dào yě, wàn wù zhī gāng jì, biàn huà zhī fù mǔ, shēng shā zhī běn shǐ, shén míng zhī fǔ yě. (《*Sù Wèn · Yīn Yáng Yīng Xiàng Dà Lùn*》)

Yin and yang are the law of the universe, the guiding principle of everything, the parents (springhead) of changes, the beginning of life and death and the place where shen ming (spirit/mind brightness) enlightens.

From the *Elementary Questions* · *Great Discourse on the Phenomena of Yin and Yang* (Treatise Five)

(Translator Qu Lifang)

前　言

　　本书从汗牛充栋的史籍和中医古籍中选取各类轶闻趣事，分中医别称、圣贤传奇、名医轶事、中药趣闻、方剂趣闻、临床医案、针刺趣闻、经穴名释八个方面，用中英文对照的形式编写成册，作为海内外中医院校各类在校大学生及中医爱好者的课外读物。

　　书中中药名称依照美国 Dan Bensky 等人主编的 2004 年第三版《中药学》（*Chinese Material Medica*），按中文名称、汉语拼音、英文名称和拉丁文的次序列出。英文部分在每则故事后列出疑难词汇，方便中国学生学习英文，中文部分加注拼音，方便海外留学生学习中文。

　　本书集趣味性、知识性、语言学习于一体。

　　阅读本书可使读者了解中医药历史，在潜移默化中接受中医药文化的熏陶，既有利于增强他们对中医的认知度，还可激发其学习热情。

曲丽芳

2015 年 6 月

Qián Yán

　　Běn shū cóng hàn niú chōng dòng de shǐ jí hé zhōng yī gǔ jí zhōng xuǎn qǔ gè lèi yì wén qù shì, fēn zhōng yī bié chēng, shèng xián chuán qí, míng yī yì shì, zhōng yào qù wén, fāng jì qù wén, lín chuáng yī àn, zhēn cì qù wén, jīng xué míng shì bā gè fāng miàn, yòng zhōng yīng wén duì zhào de xíng shì biān xiě chéng cè, zuò wéi hǎi nèi wài zhōng yī yuàn xiào gè lèi zài xiào dà xué shēng jí zhōng yī ài hào zhě de kè wài dú wù.

　　Shū zhōng zhōng yào míng chēng yī zhào měi guó Dan Bensky děng rén zhǔ biān de 2004 nián dì sān bǎn《*Zhōng Yào Xué*》(*Chinese Material Medica*), àn zhōng wén míng chēng、hàn yǔ pīn yīn、yīng wén míng chēng hé lā ding wén de cì xù liè chū. Yīng wén bù fèn zài měi zé gù shì hòu liè chū yí nán cí huì, fāng biàn zhōng guó xué shēng xué xí yīng wén, zhōng wén bù fèn jiā zhù pīn yīn, fang biàn hǎi wài liú xué shēng xué xí zhōng wén.

　　Běn shū jí qù wèi xìng, zhī shi xìng, yǔ yán xué xí yú yī tǐ.

　　Yuè dú běn shū kě shǐ dú zhě liǎo jiě zhōng yī yào lì shǐ, zài qián yí mò huà zhōng jiē shòu zhōng yī yào wén huà de xūn táo, jì yǒu lì yú zēng qiáng tā mén duì zhōng yī de rèn zhī dù, hái kě jī fā qí xué xí rè qíng.

Qū Lìfāng

2015 nián 6 yuè

we writing this book, readers will cultivate a rich understanding of Chinese medicine history and culture, deepen their appreciation ... Chinese medicine and stimulate their enthusiasm for learning.

PREFACE

This book contains a selection of Chinese medicine anecdotes that we have drawn from China's enormous textual archive. The sections form collections of alternative names for Chinese medicine, biographies of sages, anecdotes about famous doctors and medical figures, stories about Chinese materia medica, anecdotes about formulas, clinical cases, acupuncture stories, explanation of acupoint names. We have compiled and translated the stories and anecdotes to create a bilingual extracurricular reader for Chinese-speaking and English-speaking students of Chinese medicine in universities and colleges at home and abroad.

The names of the Chinese materia medica in this book are listed in Chinese characters, pin yin, English and Latin according to *Chinese Herbal Medicine: Materia Medica* (Third edition, 2004), edited by Dan Bensly, Seven Clavey and Erich Stoger. Each story begins with the Chinese characters, accompanied by the pin yin with tones to guide Western students with their Chinese pronunciation. Then English version of the story follows with a glossary to assist Chinese students with their English pronunciation. In this way, the collection offers an interesting, fun and convenient Chinese medicine reader that encourages Chinese and English language practice.

The anthology puts Chinese medicine and language learning together with interesting and enjoyable story-telling.

By reading this book readers will cultivate their understanding of Chinese medicine history and culture，deepen their appreciation of traditional Chinese medicine and stimulate their enthusiasm for learning.

Qu Lifang

June 2015

Glossary

anecdote ['ænikdəut] *n*. 轶事；奇闻；秘史

Chinese materia medica 中药学；中药

aphorism [ˈæfərizəm] *n*. 格言；警句

expediently [iks'piːdiəntli] *adv*. 方便地；得当地

目　录

第一章
中 医 别 称

Zhōng Yī Bié Chēng

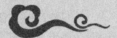

Chapter One
Alternative Names for Chinese Medicine

岐黄

　　"岐黄"是岐伯和黄帝的简称。"黄"指轩辕黄帝，"岐"是他的臣子岐伯。黄帝常与岐伯、雷公等臣子坐而论道，一问一答，探讨医学问题，其所论内容收载于《黄帝内经》，成为中医学的奠基之作和中医四大经典之一。

　　出于对黄帝、岐伯的尊崇，后世又称中医为岐黄。"岐黄之道"和"岐黄之学"指中医理论和学术，"岐黄之术"指中医医术，"岐黄家"指中医学家，"岐黄书"指中医书，"岐黄业"指中医行业等。

（曲丽芳整理）

Qí Huáng

　　"Qí Huáng" shì Qí Bó hé Huáng Dì de jiǎn chēng. "Huáng" zhǐ Xuān yuán Huángdì, "Qí" shì tā de chén zǐ Qí Bó. Huángdì cháng yǔ Qí Bó, Léi Gōng děng chén zǐ zuò ér lùn dào, yī wèn yī dá, tàn tǎo yī xué wèn tí, qí suǒ lùn nèi róng shōu zǎi yú 《*Huáng Dì Nèi Jīng*》, chéng wéi zhōng yī xué de diàn jī zhī zuò hé zhōng yī sì dà jīng diǎn zhī yī.

　　Chū yú duì Huángdì, Qí Bó de zūn chóng, hòu shì yòu chēng zhōng yī wèi Qí Huáng. "Qí Huáng Zhī Dào" hé "Qí Huáng Zhī Xué" zhǐ zhōng yī lǐ lùn hé xué shù, "Qí Huáng Zhī Shù" zhǐ zhōng yī yī shù. "Qí Huáng Jiā" zhǐ zhōng yī xué jiā, "Qí Huáng Shū" zhǐ zhōng yī shū, "Qí Huáng Yè" zhǐ zhōng yī háng yè děng.

（Qū Lìfāng zhěng lǐ）

Qi Huang

Qi and Huang are abbreviations for Qi Bo and Huang Di. Huang Di is the Yellow Emperor, Xuan Yuan, and Qi Bo is one of his officers. Huang Di often sat with Qi Bo and Lei Gong, another of his officers, and together they discussed medical questions. Their questions and answers were recorded in *The Yellow Emperor's Inner Canon*, which laid the foundations for Chinese medicine and has become one of the four classic works of Traditional Chinese Medicine (TCM).

Out of respect, later generations also call TCM 'Qi Huang'. Thus, the 'Way of Qi Huang' and the "School of Qi Huang" refer to the study of traditional Chinese medicine and to its place as a specialty discipline. The "art of Qi Huang" means the traditional techniques of Chinese medicine; "Qi Huang specialist" means a TCM physician; "Qi Huang books" refers to the Chinese medical literature; "Qi Huang profession" means the field of TCM, and so on.

(Translator Qu Lifang)

Glossary

abbreviation [əbriːviˈeiʃ(ə)n] *n*. 缩写;缩写词
worship [ˈwəːʃip] *n*. 崇拜;尊敬;*vt*.崇拜;尊敬;*vi*.拜神
interchangeably [intəˈtʃeidʒəbli] *adv*. 可交换地,可交替地
foundation [faunˈdeiʃ(ə)n] *n*. 地基;基础;基金(会)
academic [ækəˈdemik] *adj*. 学院的,学理上的

杏林

　　杏林是中医学界的代称。典故出自三国时期闽籍道医董奉,故址在今安徽省凤阳县境内。

　　《神仙传》载:"君异居山间,为人治病,不取钱物,使人重病愈者,使栽杏五株,轻者一株,如此十年,计得十万余株,郁然成林。"后遂以"杏林"代指中医。"杏林春暖""誉满杏林""杏林高手"形容良医。

（曲丽芳改编自《神仙传·卷十》）

Xìng Lín

　　Xìng lín shì zhōng yī xué jiè de dài chēng. Diǎn gù chū zì Sān Guó shí qí mǐn jí dào yī Dǒng Fèng, gù zhǐ zài jīn Ānhuī Shěng Fèng Yáng Xiàn jìng nèi.

　　《Shén Xiān Zhuán》zài:"Jūn yì jū shān jiān, wèi rén zhì bìng, bù qǔ qián wù, shǐ rén zhòng bìng yù zhě, shǐ zāi xìng wǔ zhū, qīng zhě yī zhū, rú cǐ shí nián, jì dé shí wàn yú zhū, yù rán chéng lín." Hòu suì yǐ "xìng lín" dài zhǐ zhōng yī. "Xìng lín chūn nuǎn" "yù mǎn xìng lín" "xìng lín gāo shǒu" xíng róng liáng yī.

（Qū Lìfāng Gǎi Biān Zì《Shén Xiān Zhuán · Juàn Shí》）

The Apricot Grove

　　The "Apricot Grove" is another name for Chinese Medicine and for the field of medicine in China. The story that tells why this is so took place in Fengyang County, Anhui Province in the Three Kingdoms Period （220—280） and was recorded in *The Tales of the Immortals*.

There it says: "Dong Feng was a Daoist doctor from Min, in present day Fu Jian province, who lived in a mountainous area and treated patients without taking money or goods. But he asked those with severe medical cases to plant five apricot trees after they had been cured by him, and those with mild illnesses, just one. Ten years later the area was covered with a forest of ten thousand apricot trees. Since then, the "apricot grove" has stood for Chinese Medicine, and expressions such as "a warm spring arrives in the apricot grove", "famed in the apricot grove" and "apricot grove master" describe a good doctor of Chinese Medicine.

（From *The Tales of the Immortals* • *Volume 10*）

（Translator Qu Lifang）

Glossary

apricot ['eiprikɔt] *n.* 杏,杏子;[园艺] 杏树;*adj.* 杏黄色的
grove [grəuv] *n.* 小树林;果园
period [piəriəd] *n.* 时期
immortal [i'mɔːtəl] *adj.* 不朽的;神仙的;*n.* 神仙;不朽人物

橘井

相传汉代苏仙公修仙得道,仙去之前对母亲说:"明年天下疾疫,檐边橘树,可以代养。井水一升,橘叶一枚,可疗一人。"

来年果有疾疫,远近悉求其母治疗。皆以得井水及橘叶而治愈。后因以"橘井"为良药之典。

(曲丽芳摘自《神仙传·卷九》)

Jú Jǐng

Xiāng chuán Hàn dài Sū Xiāngōng xiū xiān dé dào, xiān qù zhī qián duì mǔ qīn shuō: "míng nián tiān xià jí yì, yán biān jú shù, kě yǐ dài yǎng. Jǐng shuǐ yī shēng, jú yè yī méi, kě liáo yī rén."

Lái nián guǒ yǒu jí yì, yuǎn jìn xī qiú qí mǔ zhì liáo. Jiē yǐ dé jǐng shuǐ jí jú yè ér zhì-yù. Hòu yīn yǐ "jú jǐng" wéi liáng yào zhī diǎn.

(Qū Lìfāng zhāi zì《Shén Xiān Zhuán · Juǎn Jiǔ》)

Tangerine and Well

It was said that Su Xiangong who lived in Han Dynasty (206BC—220) was ready to become an immortal and before he left he told his mother: "An epidemic will spread next year. In my stead, the water from the well in the courtyard and the tangerine tree near the eave will provide your means of support. Two hundred milliliters of water from the well and one leaf from the tangerine tree can be used to cure one patient."

The following year an epidemic really did spread, and people came from near and far to seek treatment from his mother. All of them were cured by her son's method. Since then, 'tangerine and well' has been an expression for good medicine.

(From *The Tales of the Immortals* · *Volume 9*)

(Translator Qu Lifang)

Glossary

courtyard [kɔːtjɑːd] *n*. 庭院，院子；天井

tangerine [tæn(d)ʒəˈriːn] *n*. 橘子

eave [iːv] *n*. 屋檐

epidemic [epiˈdemik] *n*. 流行病；*adj*. 流行性的；极为盛行的

spread [spred] *vt*. & *vi*. 伸开；展开；（使）传播；（使）散布

悬壶

"悬壶"是中医行医的专用名词,与道医壶公有关。典出《后汉书》及《神仙传》。《神仙传》卷九《壶公传》载:"壶公者,不知其姓名也。"

实际上壶公是东汉时一位卖药的老翁,有道术,善用符治病。因常悬一壶(俗称药葫芦)于市头卖药,"药不二价","治病皆愈",故后世称行医为"悬壶"。

有些中药店门前挂一个葫芦作为行业标志,有时国人以"悬壶济世"赞誉治病救人者。

(曲丽芳改编自《后汉书·方术列传》和《神仙传·卷九》)

Xuán hú

"Xuán hú" shì zhōng yī xíng yī de zhuān yòng míng cí, yǔ dào yī Hú Gōng yǒu guān. Diǎn chū《*Hòu Hàn Shū*》jí《*Shén Xiān Zhuàn*》.《*Shén Xiān Zhuàn*》juàn jiǔ《*Hú Gōng Zhuàn*》zài:"Hú Gōng zhě, bù zhī qí xìng míng yě."

Shí jì shàng Hú gōng shì Dōng Hàn shí yī wèi mài yào de lǎo wēng, yǒu dào shù, shàn yòng fú zhì bìng. Yīn cháng xuán yī hú (sú chēng yào hú lu) yú shì tóu mài yào, "yào bù èr jià", "zhì bìng jiē yù", gù hòu shì chēng xíng yī wéi "xuán hú".

Yǒu xiē zhōng yào diàn mén qián guà yī gè hú lu zuò wéi háng yè biāo zhì, yǒu shí guó rén yǐ "xuán hú jì shì" zàn yù zhì bìng jiù rén zhě.

(Qū Lì Fāng gǎi biān zì《*Hòu Hàn Shū · Fāng Shù Liè Zhuàn*》hé《*Shén Xiān Zhuàn · Juàn Jiǔ*》)

Hanging a Bottle Gourd (Practise Medicine to Help People)

"Hanging a bottle gourd" is a specific term for practitioners of Chinese medicine, which is related to the Daoist doctor Hu Gong. The term comes from the *History of the Later Han* (5th century) and *the Tales of the Immortals*. The Tales of the Immortals Volume Nine contains the 'Biography of Hu Gong' where it says, "No one knows Hu Gong's real name".

Actually Hu Gong was a greybeard and medicine peddler who lived in the Eastern Han Dynasty (206—221). He had magical Daoist powers and used charms to treat diseases. He often hung a bottle gourd (also called a "calabash" or medicine bottle gourd) to sell medicines in the market with just "one price for all medicines" that would "heal all diseases", and because of this in later generations "hanging a calabash" became a colloquialism for the practice of Chinese Medicine

Hanging a calabash on the door is like the sign of a Chinese medicine practitice, and the Chinese praise practitioners of TCM because they "xuan hu ji shi" — practise medicine in order to help people.

(From the *History of the Later Han* · *Biographies of the Alchemists* and the *Tales of the Immortals* · *Volume 9*)

(Translator Qu Lifang)

Glossary

greybeard ['grebird] *n*. 老人

Daoism [ˈdauizəm] *n*. 道家的学说;道教

charm [tʃɑːm] *n*. 魅力,魔力;*vt*. 使陶醉;行魔法   *vi*. 有魔
力;用符咒

bottle gourd 葫芦;瓢葫芦;葫芦瓜

praise [preiz] *n*. 赞扬;称赞;*vt*. 赞美,歌颂;*vi*. 赞美;赞扬

colloquial [kəˈləukwiəl] *adj*. 白话的;通俗的;口语体的

第二章
圣 贤 传 奇

Shèng Xián Chuán Qí

Chapter Two
Biographies of Sages

伏羲

伏羲，又称庖羲，大约生活在新石器时代早期。他教会了人们渔猎和烹煮方法。他发明了瑟，教人们音乐。

据说他是《易经》作者之一，根据天地万物的变化创造了八卦，成了中国古文字的发端，被尊为中华民族人文始祖。

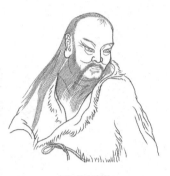

伏羲画像

（曲丽芳整理）

Fú Xī

Fú Xī, yòu chēng Páo Xī, dà yuē shēng huó zài Xīn shí qì shí dài zǎo qī. Tā jiāo huì le rén men yú liè hé pēng zhǔ fāng fǎ. Tā fā míng le sè, jiāo rén men yīn yuè.

Jù shuō tā shì《Yì Jīng》zuò zhě zhī yī, gēn jù tiān dì wàn wù de biàn huà chuàng zào le bā guà, chéng le zhōng guó gǔ wén zì de fā duān, bèi zūn wéi zhōng huá mín zú rén wén shǐ zǔ.

（Qū Lìfāng zhěng lǐ）

Fu Xi

Fu Xi, also called Pao Xi, lived near the end of the New Stone Age （10000—4000 BC）. He is said to have taught people methods of hunting, fishing and cooking, and to have invented the Se, a twenty five stringed plucked instrument, to teach humankind music.

He is supposedly one of the authors of *The Book of Changes*, and is thought to have discovered the ancient text's linear signs, the Eight Trigrams, that accord with the observed changes in nature. He is thought to be the originator of the ancient Chinese characters, so he is widely respected as the first ancestor of the Chinese people.

(Translator Qu Lifang)

Glossary

stone [stəun] *n*. 石头；宝石；矿石；(膀胱或肾脏中的)结石
humankind [hjuːmənˈkaind] *n*. 人类
pluck [plʌk] *n*. 勇气，精神；内脏；*vt*. 采，摘；*vi*. 拉，拽
supposedly [səpəuzidli] *adv*. 据认为；据推测；据称；一般相信
originate [əˈridʒineit] *vt*. 引起；*vi*. 起源于；产生；起航
instrument [ˈinstrumənt] *n*. 仪器；工具；乐器；手段；器械

神农

神农,又称神农氏,生于姜水,今陕西省宝鸡境内,葬于"茶乡之尾",今湖南省株洲市炎陵县鹿原镇。据说"神农尝百草,一日而遇七十毒"。

他教化民众、发明农具、以木制耒、种植五谷、驯养家畜、制陶纺织及使用火,故号炎帝,并被后世尊为"中国农业之神"。

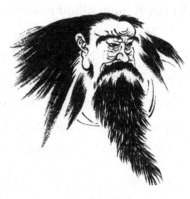

神农画像

以其命名的《神农本草经》总结了汉以前的药物学知识,奠定了中药学基础,全书共载药 365 种,其中植物药 252 种,动物药 67 种,矿物药 46 种。他因此被尊为中国医药之祖和世界首位药物学家。

(曲丽芳整理)

Shén Nóng

Shén Nóng, yòu chēng Shén Nóng Shì, shēng yú Jiāngshuǐ, jīn shǎnxī shěng Bǎojī jìng nèi, zàng yú "chá xiāng zhī wěi", jīn Húnán shěng Zhūzhōu shì Yánlíng xiàn Lùyuán zhèn. Jù shuō "Shén Nóng cháng bǎi cǎo, yī rì ér yù qī shí dú".

Tā jiào huà mín zhòng, fā míng nóng jù, yǐ mù zhì lěi, zhòng zhí wǔ gǔ, xùn yǎng jiā chù, zhì táo fǎng zhī jí shǐ yòng huǒ, gù hào Yán Dì, bìng bèi hòu shì zūn wéi "Zhōng guó nóng yè zhī shén".

Yǐ qí mìng míng de《Shén Nóng Běn Cǎo Jīng》zǒng jié le
Hàn yǐ qián de yào wù xué zhī shì, diàn dìng le zhōng yào
xué jī chǔ, quán shū gòng zǎi yào 365 zhǒng, qí zhōng zhí
wù yào 252 zhǒng, dòng wù yào 67 zhǒng, kuàng wù yào 46
zhǒng. Tā yīn cǐ bèi zūn wéi zhōng guó yī yào zhī zǔ hé shì
jiè shǒu wèi yào wù xué jiā.

(Qū Lìfāng zhěng lǐ)

The Divine Farmer

Shen Nong (around 2800—2700 BC), also named Shen
Nong Shi, was born in Jiang River, in today's Baoji City in
Shanxi Province, and was buried at "end of the tea land",
located in Luyuan Town in Yanling County, today's city of
Zhuzhou in Hunan Province. Ancient Chinese legend says
that, "After tasting all kinds of plants and waters from
springs, Shen Nong told the people which ones were good for
them. There were times when he was poisoned seventy times
a day".

He educated people to civilize them, and invented
farming tools such as the wooden plough to cultivate the five
cereals (rice, two kinds of millet, wheat and beans); he
domesticated animals, and introduced potting, spinning and
using fire. That is why he is also called the Burning Emperor
(Yandi), and revered ever since as "the god of agriculture in
China".

Shen Nong's Classic of Herbalism summarized the
pharmaceutical knowledge from before the Han Dynasty
(206—220 BC) and laid the foundations for traditional

Chinese pharmacy. It recorded 365 medicinal items, among which 252 are herbal, 67 are animal, and 46 are mineral. Therefore, he is revered as the ancestor of Chinese medicine, and the world's first pharmacist.

(Translator Qu Lifang)

Glossary

spinning ['spiniŋ] *v*. 旋转，纺织
province ['prɔvins] *n*. 省份
poison ['pɔizn] *n*. 毒药；酒；*vt*.毒死；*adj*.有毒的
civilize ['sivəlaiz] *vt*. 使文明；使开化；教化；*vi*.变得文明
minerals ['minərəlz] *n*. 矿物（mineral 的名词复数）

黄帝

黄帝（公元前 2697—公元前 2599），姓公孙，出生成长于陕西姬水，居轩辕之丘（位于陕西省武功县），故曰轩辕氏，国名有熊，故亦曰有熊氏。葬于陕西桥山黄帝陵。

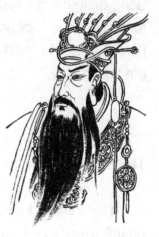

黄帝发明了指南针，修建了天文馆，计算历法，其妻子嫘祖发明了养蚕。黄帝是中华民族人文始祖，代表着中华民族的历史和精神。

黄帝画像

《黄帝内经》以黄帝与岐伯、少师、雷公等人对话的形式讨论医学问题，内容涉及自石器时期以来的长期临床实践和理论发展，反映了那个时期的医学概况。

（曲丽芳整理）

Huáng Dì

Huáng Dì（gōng yuán qián 2697—gōng yuán qián 2599），xìng Gōngsūn, chū shēng chéng zhǎng yú Shǎnxī Jīshuǐ, jū Xuān yuán zhī qiū（wén yū Shǎnxī shěng Wǔgōng xiàn）, gù yuē Xuān Yuán Shì, guó míng Yǒu Xióng, gù yì yuē Yǒu Xióng Shì. Zàng yú Shǎnxī Qiáo shān Huáng Dì Líng.

Huáng Dì fā míng le zhǐ nán zhēn, xiū jiàn le tiān wén guǎn, jì suàn lì fǎ, qí qī zǐ Léi Zǔ fā míng le yǎng cán. Huáng Dì shì zhōng huá mín zú rén wén shǐ zǔ, dài biǎo zhuó zhōng huá mín zú de lì shǐ hé jīng shén.

《*Huáng Dì Nèi Jīng*》yǐ Huáng Dì yǔ Qí Bó, Shǎo Shī, Léi Gōng děng rén duì huà de xíng shì tǎo lùn yī xué wèn tí, nèi róng shè jí zì shí qì shí qī yǐ lái de cháng qí lín chuáng shí jiàn hé lǐ lùn fā zhǎn, fǎn yìng le nà gè shí qī de yī xué gài kuàng.

(Qū Lìfāng zhěng lǐ)

The Yellow Emperor

The Yellow Emperor (around 2697—2599 BC), whose family name was Gongsun, was born and grew up near Ji River and lived on the Xuan Yuan hillock (nowadays in the Wugong County of Shanxi Province). Therefore, he was also named sovereign Xuan Yuan, and because his country name was You Xiong, he was also known as sovereign You Xiong. He was buried at the Huang Di Mausoleum on Bridge Mountain in Shanxi Province.

According to Chinese mythology, Huangdi invented the compass, built a planetarium, and calculated the calendar. His wife, the Empress Lei Zu, was the first person to cultivate stiff silkworms. Therefore, Huang Di is highly respected as the primogenitor of the Chinese civilization, representing the Chinese nation's cultural source, history and spirit.

The Yellow Emperor's Internal Classic of Medicine is presented as a dialogue between Huangdi and his chief physicians, Qi Bo, Shao Shi and Lei Gong. The issues they discussed were said to date back to the time of the New Stone

Age，and the text represented a compendium of medical knowledge，which by that time demonstrated an already long-term development of clinical practice and theory.

（Translator Qu Lifang）

Glossary

hillock ['hilək] *n*. 小丘
primogenitor [praimə(u)'dʒenitə] *n*. 始祖；祖先
sovereign ['sɔvrin] *adj*. 至高无上的；*n*. 君主；最高统治者
mythology [mi'θɔlədʒi] *n*. 神话；神话学；神话集
demonstrate ['demənstreit] *vt*. 证明，论证；*vi*. 示威游行

张仲景

张仲景（约 152—219），姓张，名机，字仲景，河南南阳人，东汉著名医学家，被后人尊称为"医圣"。张仲景师从同郡名医张伯祖，尽得其传。

张仲景的《伤寒杂病论》被后世分为《伤寒论》和《金匮要略》两部经典。他创建的六经辨证和脏腑经络辨证方法是中医临床辨证论治的基础，是后学者研习中医必备的经典著作。

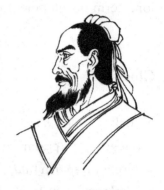

张仲景画像

（曲丽芳整理）

Zhāng Zhòngjǐng

Zhāng Zhòng Jǐng（yuē 152—219），xìng Zhāng, míng Jī, zì Zhòngjǐng, Hénán Nányáng rén, dōng hàn zhù míng yī xué jiā, bèi hòu rén zūn chēng wèi "yī shèng". Zhāng Zhòng Jǐng shī cóng tóng jùn míng yī Zhāng Bózǔ, jǐn dé qí chuán.

Zhāng Zhòngjǐng de《Shāng Hán Zá Bìng Lùn》bèi hòu shì fēn wéi《Shāng Hán Lùn》hé《Jīn Kuì Yào Lüè》liǎng bù jīng diǎn. Tā chuàng jiàn de liù jīng biàn zhèng hé zàng fǔ jīng luò biàn zhèng fāng fǎ shì zhōng yī lín chuáng biàn zhèng lùn zhì de jī chǔ, shì hòu xué zhě yán xí zhōng yī bì bèi de jīng diǎn zhù zuò.

（Qū Lìfāng zhěng lǐ）

Zhang Zhongjing

Zhang Zhongjing (around 152—219), whose family name was Zhang, given name Ji, and style Zhongjing, was born in the Nanyang County of Henan Province. He was a famous physician in his own time(the Eastern Han Dynasty), and became highly respected by later generations as "a sage of Chinese Medicine". It was said that he learned medicine from Zhang Bozu who handed down all his knowledge to Zhang Zhongjing.

His work *On Cold Damage and Miscellaneous Diseases* was later divided into *On Cold Damage* and *Essential Prescriptions of the Golden Chamber*, two classic books. He established the Six Stages Pattern Identification and Visceral-Channel Pattern Identification prescription methods, which are the foundation of Chinese medicine's syndrome differentiation approach to clinical diagnosis and treatment. His work has become an essential classic, the study of which is the key to success in Chinese medicine.

(Translator Qu Lifang)

Glossary

miscellaneous [misəˈleiniəs] *adj*. 混杂的,各种各样的
prescriptions [priskˈripʃnz] *n*. 医药处方,药方
generation [dʒenəreiʃn] *n*. 一代人
establish [iˈstæbliʃ] *vt*. 建立,创建
identification [aidentifiˈkeiʃən] *n*. 鉴别,识别,认同,身份证明
visceral [ˈvisərəl] *adj*. 内脏的

华佗

华佗(约 145—208),著名的中医学家。他医术全面,精通内、妇、儿、针灸各科,尤其擅长外科,精于手术,是世界上已知的最早使用植物药全身麻醉进行腹部手术的外科医生之一。不少方剂均托华佗之名。

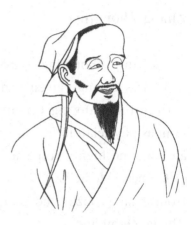

华佗画像

华佗的另一个突出贡献是创制了五禽戏,即模仿虎、熊、鹿、猿、鸟等动作锻炼身体。他认为身体应当运动,但不能过度,以防耗气,锻炼可促进血液循环预防疾病,就像流水不腐,户枢不蠹。

(曲丽芳整理)

Huà Tuó

Huà Tuó(yuē 145—208), zhù míng de zhōng yī xué jiā. Tā yī shù quán miàn, jīng tōng nèi, fù, ér, zhēn jiǔ gè kē, yóu qí shàn cháng wài kē, jīng yú shǒu shù, shì shì jiè shàng yǐ zhī de zuì zǎo shǐ yòng zhí wù yào quán shēn má zuì xià jìn xíng fù bù shǒu shù de wài kē yī shēng zhī yī. Bù shǎo fāng jì jūn tuo Huà Tuó zhī mǐng.

Huà Tuó de lìng yī gè tū chū gòng xiàn shì chuàng zhì le wǔ qín xì, jí mó fǎng hǔ, xióng, lù, yuán, niǎo děng dòng zuò duàn liàn shēn tǐ. Tā rèn wéi shēn tǐ yīng dāng yùn dòng, dàn bù néng guò dù, yǐ fáng hào qì, duàn liàn kě cù jìn xuě yè xún huán yù fáng jí bìng, jiù xiàng liú shuǐ bù fǔ, hù shū bù dù.

（Qū Lìfāng zhěng lǐ）

....

Hua Tuo

Hua Tuo （around 145—208）, one of the three highly skilled practitioners in the Jian An period （196—220）, is the very famous Chinese doctor. His specialties included internal medicine, gynaecology, paediatrics, acupuncture and surgery. He was credited as one of the first surgeons in the world to perform intra-abdominal surgery under general anaesthesia using herbs. His name, is associated with many famous herbal formulae.

Another of Hua Tuo's outstanding contributions was the "Five Animal Frolic", a set of five exercises that mimic the tiger, deer, bear, ape and bird. He was an advocate of physical exercise and believed that, while the body needs exercise it should not be so excessive as to consume too much qi-energy. Exercise promotes blood circulation so that the body will be free of diseases, just as running water is never stale, and a door-hinge is never worm-eaten.

（Translator Qu Lifang）

Glossary

gynaecology ［gaini'kɔlədʒi］ *n*. 妇科学
paediatrics ［piːdi'ætriks］ *adj*. 儿科的；儿科学的
acupuncture ［ækjupʌŋktʃə］ *vt/n*. 针刺；［中医］针刺疗法
anaesthesia ［ænəs'θiːziə］ *n*. 感觉缺失，麻木；麻醉
practitioner ［præk'tiʃənə］ *n*. 从业者，执业者

葛洪

葛洪（284—364）为东晋道教学者、著名炼丹家、医药学家。别号抱朴子，晋丹阳郡句容（今江苏句容）人。

公元340年，葛洪首次介绍了青蒿的抗疟特性。葛洪的《抱朴子》是熔宗教哲学与科学技术思想为一炉的名著。

（曲丽芳整理）

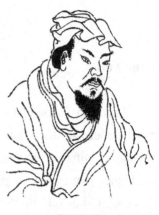

葛洪画像

Gě Hóng

Gě Hóng (284—364) wéi Dōng Jìn dào jiào xué zhě, zhù míng liàn dān jiā, yī yào xué jiā. Bié hào Bào pǔzǐ, Jìn Dānyáng jùn Jùróng (jīn Jiāngsū Jùróng xiàn) rén.

Gōng yuán 340 nián, Gě Hóng shǒu cì jiè shào le qīng hāo de kàng nüè tè xìng. Gé Hóng de《*Bào Pǔ Zǐ*》shì róng zōng jiào zhé xué yǔ kē xué jì shù sī xiǎng wéi yī lú de míng zhù.

（Qū Lìfāng zhěng lǐ）

Ge Hong

Ge Hong（284—364）was a famous Daoist, alchemist, well known pharmacologist（alchemist）and medical expert of the Eastern Jin Dynasty(317—420). Also known as Bao Pu Zi, Ge Hong was born in Jurong County, Danyang (in present-day Jurong County in Jiangsu Province).

In 340 Ge Hong discovered the antimalarial properties of wormwood (Herba Artemisia Annuae). He observed the changes in matter when making elixirs and was a pioneer of pharmaceutical chemistry. His masterpiece, named the *Bao Pu Zi*, integrated religion and philosophy with the thinking of science and technology.

(Translator Qu Lifang)

Glossary

alchemist ['ælkəmist] *n*. 炼金术士
pharmacologist [ˌfɑːməˈkɔlədʒist] *n*. 药理学家
elixir [iliksə] *n*. 不老长寿药;万能药;炼金药
Artemisia apiacea [ɑːtiˈmiziə eipiəˈsiə] 青蒿
antimalarial [æntiːməˈleəriəl] *n*. 抗疟药; *adj*. 抗疟的
philosophy [fiˈlɔsəfi] *n*. 哲学;哲学体系,哲学思想

孙思邈

孙思邈(581—682)，唐代京兆华原(现陕西省铜川市)人，为唐代著名道士、医药学家，是中国乃至世界史上伟大的医学家和药物学家，被后人誉为"药王"。

其所著《千金要方》集早唐医学之大成，30 年后又完成了《千金翼方》。

（曲丽芳整理）

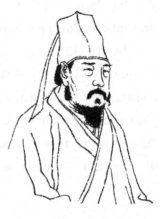

孙思邈画像

Sūn Sīmiǎo

Sūn Sīmiǎo（581—682），Táng dài Jīngzhào Huáyuán（xiàn Shǎnxī shěng Tóngchuān shì）rén，wéi Táng dài zhù míng dào shi，yī yào xué jiā，shì zhōng guó nǎi zhì shì jiè shǐ shàng wěi dà de yī xué jiā hé yào wù xué jiā，bèi hòu rén yù wéi "Yào wáng"。

Qí suǒ zhù《Qiān Jīn Yào Fāng》jí zǎo táng yī xué zhī dà chéng，30 nián hòu yòu wán chéng le《Qiān Jīn Yì Fāng》.

（Qū Lìfāng zhěng lǐ）

Sun Simiao

Sun Simiao（581—682）was born in Huayuan County, Jingzhao Prefecture, a place now located in Tongchuan City of Shanxi Province. He was a famous Tang Dynasty（618—907）Taoist and pharmaceutical scientist，and the greatest physician and medical scientist in the history of China and perhaps the world. In China he is hailed as the "King of Medicine".

His book，the *One Thousand Gold Pieces Prescriptions* was a compilation of the early Tang Dynasty's medical achievements. It included information on treatment and diet，and 30 years later，he completed the *Supplement to the One Thousand Pieces Gold Prescriptions*.

（Translator Qu Lifang）

Glossary

Taoist ［'tauist］ *n*. 道士，道教信徒；*adj*. 道教的
prescription ［pri'skripʃn］ *n*. ［医］药方，处方；处方药
treatment ［tri:tmənt］ *n*. 治疗，疗法；处理；待遇，对待
supplement ［'sʌplimənt］ *vt*. 增补，补充；*n*. 增补，补充物；
  增刊
gold ［gəuld］ *n*. 金，黄金；*adj*. 金（制）的；金色的

李时珍

李时珍（1518—1593），字东璧，号濒湖。湖北省黄冈市蕲春县蕲州镇人。中国古代伟大的医学家和世界伟大的药物学家。

李时珍不仅参考医药书籍800余种，还亲自去湖南、广东、江苏、安徽和江西等地，从农夫、樵夫、渔夫、猎人、马车夫、工人、乡间医生和草药种植者收集各种医药品名，历时 27

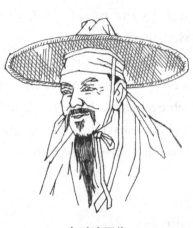

李时珍画像

年，于1578年编成伟大的药典《本草纲目》，该书于 1596 年出版。

书中列出 1 892 种药物，新增 374 个，载方 1 000 余首，插图说明 1 000 余页，包括矿物、植物和动物，内容编排科学而系统。此书广泛影响了后世许多科目的发展，如药物学、动物学、植物学和矿物学。这部著作被翻译成许多文字，如韩语、日语、拉丁语、英语、法语和德语。李时珍是世界文明史上的杰出人物。

（曲丽芳整理）

Lǐ Shízhēn

Lǐ Shízhēn (1518—1593), zì Dōngbì, hào Bīnhú. Húběi shěng Huánggāng shì Qíchūn xiàn Qízhōu zhèn rén. Zhōng guó gǔ dài wěi dà de yī xué jiā hé shì jiè wěi dà dē yào wù xué jiā.

Lǐ Shízhēn bù jǐn cān kǎo yī yào shū jí 800 yú zhǒng, hái qīn zì qù Húnán, Guǎngdōng, Jiāngsū、Ānhuī hé Jiāngxī děng dì, cóng nóng fū, qiáo fū, yú fū, liè rén, mǎ chē fū, gong rén, xiāng jiān yī shēng hé cǎo yào zhòng zhí zhě shōu jí gè zhǒng yī yào pǐn míng, lì shí 27 nián yú 1578 nián biān chéng wěi dà yào diǎn 《Běn Cǎo Gāng Mù》, gāi shū yú 1596 nián chū bǎn.

Shū zhōng liè chū 1 892 zhǒng yào wù, xīn zēng 374 gè, zǎi fāng 1 000 yú shǒu, chā tú shuō míng 1 000 yú yè, bāo kuò kuàng wù, zhí wù hé dòng wù, nèi róng biān pái kē xué ér xì tǒng. Cǐ shū guǎng fàn yǐng xiǎng le hòu shì xǔ duō kē mù dē fā zhǎn, rú yào wù xué, dòng wù xué, zhí wù xué hé kuàng wù xué. Zhè bù zhù zuò bèi fān yì chéng xǔ duō wén zì, rú hán yǔ, rì yǔ, lā dīng yǔ, yīng yǔ, fǎ yǔ hé dé yǔ. Lǐ Shízhēn shì shì jiè wén míng shǐ shàng de jié chū rén wù.

（Qū Lìfāng zhěng lǐ）

Li Shizhen

Li Shizhen （1518—1593）, whose style （name） was Dongbi, and title Binhu （Lakeside Master）, was born in Qizhou Town, Qichun County, Huanggang City of Hubei Province.

He was a distinguished medical practitioner in ancient China and a world-class pharmacologist. To compile a new encyclopedia of Chinese materia medica, he not only consulted more than 800 medical works, but personally went to Hunan, Guangdong, Jiangsu, Anhui, Jiangxi and other provinces to collect medicinal specimens from peasants, woodcutters, fishermen, hunters, carters, workers, folk doctors, and herb growers. Combining these with his own clinical experience, he compiled and revised his draft three times. After twenty-seven years he completed the Great Pharmacopoeia in 1578, and it was published in 1596.

The book lists 1,892 medicinal items, 374 of which were new additions. It also contains 1,000 prescriptions, and over 1,000 pages of illustrations. It included mineral, plant and animal substances, and arranged the contents scientifically according to a binomial system. Its influence was widespread and affected the development of a number of disciplines, such as pharmacy, zoology, botany, and mineralogy. Today, the Pharmacopoeia has been translated into many languages, including Korean, Japanese, Latin, English, French and German. And Li himself is considered an outstanding figure in the history of world civilization.

(Translator Qu Lifang)

Glossary

pharmacologist [fɑːməˈkɔlədʒist] *n*. 药理学家

compile [kəmˈpail] *vt*. 汇编；编辑；编制；编译

specimens [ˈspesimin] *n*. 样品；范例；(化验的)抽样；某种类型的人

draft [drɑːft] *n*. 草稿；汇票；草图；*vt*. 起草，设计；为……打样

discipline [ˈdisiplin] *n*. 学科；纪律；训练；惩罚；*vt*. 训练，训导；惩戒

第三章
名 医 轶 事

Míng Yī Yì Shì

Chapter Three
Anecdotes about Famous Doctors

针刺去胎

李将军妻病甚，呼佗视脉，曰："伤娠而胎不去。"将军言："闻实伤娠，胎已去矣。"佗曰："案脉，胎未去也。"将军以为不然。佗舍去，妇稍小差。

百余日复动，更呼佗。佗曰："此脉故事有胎，前当生两儿，一儿先出，血出甚多，后儿不及生。母不自觉，旁人亦不寤，不复迎，遂不得生。胎死，血脉不复归，必燥著母脊，故使多脊痛。今当与汤，并针一处，此死胎必出。"

汤针既加，妇痛急如欲生者。佗曰："此死胎久枯，不能自出，宜使人探之。"果得一死男，手足完具，色黑，长可尺所。

（曲丽芳摘自《三国志·魏书》）

Zhēn Cì Qù Tāi

Lǐ jiāng jūn qī bìng shèn, hū Tuó shì mài, yuē："Shāng shēn ér tāi bù qù." Jiāng jūn yán："Wén shí shāng shēn, tāi yǐ qù yǐ." Tuó yuē："Àn mài, tāi wèi qù yě." Jiāng jūn yǐ wéi bù rán. Tuó shě qù, fù shāo xiǎo chāi.

Bǎi yú rì fù dòng, gèng hū Tuó. Tuó yuē："Cǐ mài gù shì yǒu tāi, qián dāng shēng liǎng ér, yī ér xiān chū, xuè chū shèn duō, hòu ér bù jí shēng. Mǔ bù zì jué, páng rén yì bù wù, bù fù yíng, suì bù dé shēng. Tāi sǐ, xuè mài bù fù guī, bì zào zhuó mǔ jǐ, gù shǐ duō jí tòng. Jīn dāng yǔ tāng, bìng zhēn yī chù, cǐ sǐ tāi bì chū."

Tāng zhēn jì jiā, fù tòng jí rú yù shēng zhě. Tuó yuē："Cǐ sǐ tāi jiǔ kū, bù néng zì chū, yí shǐ rén tàn zhī." Guǒ dé yī sǐ nán, shǒu zú wán jù, sè hēi, cháng kě chǐ suǒ.

（Qū Lìfāng zhāi zì《Sān Guó Zhì • Wèi Shū》）

Acupuncture to Expel a Dead Fetus

One day, Hua Tuo was asked to treat General Li's wife who was very ill. After examining the lady's pulses, Hua Tuo said, "She has miscarried, but the fetus is still there." General Li replied, "Indeed she has miscarried, but the fetus has been expelled." Hua Tuo said, "Her pulse indicates the fetus is retained". but the General thought otherwise. Hua Tuo left, and the woman felt a little better.

One hundred days later her problem returned, and Hua Tuo was called again. He checked her pulse and said, "This kind of pulse really does indicate that a dead fetus remains in her uterus. The lady was pregnant with twins when she miscarried and delivered the first twin but with so much bleeding that the second failed to come out and died. The mother and everyone around her did not realize, and the fetus that remained has caused her back pain. Treatment now with herbs and acupuncture can expel the dead fetus."

After taking a herbal decoction and receiving acupuncture, the lady experienced acute abdominal pain and birth contractions. Hua Tuo said, "The fetus has been dead for a long time, it is withered and we need to help it to pass out". The woman delivered a dead male fetus that was black in colour, with hands and feet and a length of about 23 cm.

（From *The Book of Wei in Annals of Three kingdoms*）

（Translator Qu Lifang）

Glossary

abortion [əˈbɔːʃən] *n*. 流产；流产的胎儿；畸形；夭折
fetus [ˈfiːtəs] *n*. 胎，胎儿
indicate [ˈindikeit] *vt*. 表明，标示，指示；象征，暗示，预示
pregnancy [ˈpregnənsi] *n*. 怀孕，妊娠；丰富，多产；意义深长
herbal [ˈhəːb(ə)l] *adj*. 药草的；草本的；*n*. 草药书

降火愈目

明代眼医李瞻，治一肝火上炎之红眼患者，其性素急暴，愈病心切，服药已久，却红眼日见加甚。知李医名而求治。

李诊毕，诈曰："君目疾克日可愈，然火毒已流窜至股，旬日内必发脓疮，甚为棘手。"患者自此，日忧其股，数剂药后，眼疾便愈，亦未见脓疮发作。

（曲丽芳摘自《仪真县志》）

Jiàng Huǒ Yù Mù

Míng dài yǎn yī Lǐ Zhān, zhì yī gān huǒ shàng yán zhī hóng yǎn huàn zhě, qí xìng sù jí bào, yù bìng xīn qiè, fú yào jǐ jiǔ, què hóng yǎn rì jiàn jiā shèn. Zhī Lǐ yī míng ér qiú zhì.

Lǐ zhěn bì, zhà yuē: "Jūn mù jí kè rì kě yù, rán huǒ dú yǐ liú cuàn zhì gǔ, xún rì nèi bì fā nóng chuāng, shèn wéi jí shǒu." Huàn zhě zì cǐ, rì yōu qí gǔ, shù jì yào hòu, yǎn jí biàn yù, yì wèi jiàn nóng chuāng fā zuò.

（Qū Lìfāng zhāi zì《Yí Zhēn Xiàn Zhì》）

Conduct Fire Downwards to Cure Conjunctivitis

The Ming Dynasty（1368—1644）ophthalmologist, Li Zhan, treated a patient with conjunctivitis due to liver fire flaming upwards. The patient had hot temper and was impatient to be cured but after taking medicine for long time his symptoms only worsened. Finally, he came to doctor Li's clinic.

During his diagnosis, Li said fraudulently, "The conjunctivitis will heal in a few days, but in ten days you will get a carbuncle on your thigh because the toxic fire has moved there. This will be more difficult to cure than the conjunctivitis." The patient then started worrying about his thigh, but his eyes were cured after just a few herbal decoctions over a couple of days, and the carbuncle never appeared.

(From *Annals of the Yizhen County*)

(Translator Qu Lifang)

Glossary

ophthalmologist [ˌɔfθæl'mɔlədʒist] *n*. 眼科医师

conjunctivitis [kəndʒʌŋkti'vaitis] *n*. 结膜炎

excessive [ik'sesiv] *adj*. 过度的,极度的;过分的;过多的;过逾

diagnosis [daiəg'nəusis] *n*. 诊断;诊断结论;判断;结论

fraudulently ['frɔdjuləntli] *adv*. 欺骗地

carbuncle ['kɑ:bʌŋkl] *n*. 红榴石,红宝石;痈

断病如神

　　扁鹊见蔡桓公，立有间。扁鹊曰："君有疾在腠理，不治将恐深。"

　　桓侯曰："寡人无疾。"扁鹊出，桓侯曰："医之好治不病以为功。"居五日，扁鹊复见，曰："君之病在肌肤，不治将益深。"桓侯不应。扁鹊出，桓侯又不悦。

　　居五日，扁鹊复见，曰："君之病在肠胃，不治将益深。"桓侯又不应。扁鹊出，桓侯又不悦。

　　居五日，扁鹊望桓侯而退走。桓侯故使人问之，扁鹊曰："疾在腠理，汤熨之所及也；在肌肤，针石之所及也；在肠胃，酒醪之所及也；在骨髓，司命之所属，无奈何也。今在骨髓，臣是以无请也。"

　　居五日，桓侯体痛，使人召扁鹊，已逃去矣。桓侯遂死。

（赵申申改编自《史记·扁鹊仓公列传》）

Duàn Bìng Rú Shén

　　Biǎn Què jiàn Cài Huángōng, lì yǒu jiān. Biǎn què yuē: "Jūn yǒu jí zài còu lǐ, bù zhì jiāng kǒng shēn."

　　Huán Hóu yuē: "Guǎ rén wú jí." Biǎn Què chū, Huán hóu yuē: "Yī zhī hào zhì bù bìng yǐ wéi gōng." Jū wú rì, Biǎn Què fù jiàn, yuē: "Jūn zhī bìng zài jī fū, bù zhì jiāng yì shēn." Huán Hóu bù yìng. Biǎn Què chū, huán hóu yòu bù yuè.

　　Jū wǔ rì, Biǎn Què fù jiàn, yuē: "Jūn zhī bìng zài cháng wèi, bù zhì jiāng yì shēn." Huán Hóu yòu bù yìng. Biǎn Què chū, Huán Hóu yòu bù yuè.

Jū wǔ rì, Biǎn Què wàng Huán Hóu ér tuì zǒu. Huán Hóu gù shǐ rén wèn zhī, Biǎn Què yuē: "Jí zài còu lǐ, tàng yùn zhī suǒ jí yě; zài jī fū, zhēn shí zhī suǒ jí yě; zài cháng wèi, jiǔ lǎo zhī suǒ jí yě; zài gǔ suǐ, sī mìng zhī suǒ shǔ, wú nài hé yě. Jīn zài gǔ suǐ, chén shì yǐ wú qǐng yě."

Jū wǔ rì, Huán Hóu tǐ tòng, shǐ rén zhǎo Biǎn Què, yǐ táo qù yǐ. Huán hóu suì sǐ.

(Zhào Shēnshēn Gǎi biān zì
《Shǐ Jì · Biǎn Què Cōng Gōng Liè Zhuàn》)

Diagnostic Virtuosity

Bian Que paid a formal visit to Cai Huangong, the King of Qi. After standing before the King for a while, Bian Que said, "You have something wrong in the tissue spaces (interstices) and textures (the couli), if you don't have it treated, I'm afraid the problem will go deeper."

Huan Hou replied, "I am not sick", and when Bian Que left the King declared that, "Doctors like to treat people who are healthy and take the credit for a cure." 5 days later, Bian Que paid another formal visit to the King and said, "You have a disease in your muscles and skin; if you don't have it treated, it will get worse." Huan Hou said nothing. He was dissatisfied again and Bian Que left.

After another 5 days, Bian Que returned and said, "The disease is in your intestines and stomach now, and if you don't have it cured it will become even more serious". Huanhou did not respond, and when Bian Que left Huan Hou was angry again.

Another 5 days passed and this time, as soon as he saw Huan Hou, Bian Que turned and ran away. Huan Hou was puzzled and sent someone inquired him. Bian Que said: "When the disease is in the interstices, hot water and herb compresses will be effective; when the disease is in the muscles and skin, it can be cured by acupuncture (stone needles) and moxibustion; and when it reaches the intestines and stomach, we can use the Decoction with fermented glutinos rice wine, but when the disease enters the person's bones and marrow, their death is decided by the god managing life's destiny (Siming), and no methods will be helpful. The King's disease is now in the bones and marrow, that's why I will not treat him."

5 days later and suffering with body-aches, Huan Hou ordered his subordinates to find Bian Que. But Bian Que had already made his escape, and as a result Huan Hou died.

(From *The Historical Records* • *Biographies of Bian Que and Cong Gong*)

(Translator Zhao Shenshen)

Glossary

acupuncture [ˈækjupʌŋktʃə(r)] *n.* 针灸（疗法）
moxibustion [mɔksiˈbʌstʃən] *n.* 灸术，艾灼；艾灸
subordinate [səˈbɔːdinət] *adj.* 级别或职位较低的；*n.* 部属
escape [iˈskeip] *vi.* 逃脱

怒激治病

　　有一郡守病,佗以为其人盛怒则差,乃多受其货而不加治,无何弃去,留书骂之。

　　郡守果大怒,令人追捉杀佗。郡守子知之,嘱使勿逐。守瞋恚既甚,吐黑血数升而愈。

(赵申申摘自《三国志·魏书》)

Nù Jī Zhì Bìng

　　Yǒu yī jùn shǒu bìng, Tuó yǐ wéi qí rén shèng nù zé chāi, nǎi duō shòu qí huò ér bù jiā zhì, wú hé qì qù, liú shū mà zhī.

　　Jùn shǒu guǒ dà nù, lìng rén zhuī zhuō shā Tuó. Jùn shǒu zǐ zhī zhī, zhǔ shǐ wù zhú. Shǒu chēn huì jì shèn, tù hēi xuè shù shēng ér yù.

(Zhào Shēnshēn zhāi Zì《Sān Guó Zhì · Wèi Shū》)

Arouse Anger to Treat Disease

　　A county governor was ill. Hua Tuo (140—208) thought that the governor would be well after he became rage, so Hua Tuo asked for a lot of money without offering any treatment. What's more, he wrote a letter before he left in which he scolded the governor.

　　As a result, the governor flew into a rage and ordered his subordinates to chase and kill Huatuo. But his son, who knew the whole story, asked those them not to do so. The governor's rage caused him to vomit a lot of black blood, and at last he recovered.

(From The Book of Wei in Annals of Three Kingdoms)

(Translator Zhao Shenshen)

Glossary

governor [ˈgʌvənə(r)] *n*. 主管人员；统治者，管理者

rage [reidʒ] *n*. 愤怒；狂暴，肆虐；情绪激动；*vi*. 大怒，发怒；流行，风行

subordinate [səˈbɔːdinət] *adj*. 级别或职位较低的；下级的；次要的；附属的

vomit [ˈvɔmit] *n*. 呕吐；呕吐物；催吐剂；*vi*. 呕吐，吐出；*vt*. 吐出；使······呕吐

巧治便秘

有个患严重便秘的患者请张仲景为他诊治。张仲景经过仔细诊断,认为患者的便秘是由高热所致。

当时,治疗便秘最有效的方法是给患者服用泻药。然而眼前的病患由于长期吃不下饭,身体已经非常虚弱,此时若用泻药,可能承受不住。

仲景思虑良久,终于想出一个好方法。他取来一些蜂蜜并将它煎干,捏成细细的长条,慢慢地塞进患者的肛门。

进入肠道的长条融化后,很快便将干结的大便溶开。大便通畅后,患者体内的热毒也随之排出体外,身体便痊愈了。

(赵申申改编自《千古中医千古事·细说中医源流典故》)

Qiǎo Zhì Biàn Mì

Yǒu gè huàn yán zhòng biàn mì de huàn zhě qǐng Zhāng Zhòngjǐng wèi tā zhěn zhì. Zhāng Zhòngjǐng jīng guò zǐ xì de zhěn duàn, rèn-wéi huàn zhě de biàn mì shì yóu gāo rè suǒ zhì.

Dāng shí, zhì liáo biàn mì zuì yǒu xiào de fāng fǎ shì gěi huàn zhě fú yòng xiè yào. Rán ér yǎn qián de bìng huàn yóu yú cháng qí chī bù xià fàn, shēn tǐ yǐ jīng fēi cháng xū ruò, cǐ shí ruò yòng xiè yào, kě néng chéng shòu bù zhù.

Zhòngjǐng sī lǜ liáng jiǔ, zhōng yú xiǎng chū yī gè hǎo fāng fǎ. Tā qǔ lái yī xiē fēng mì bìng jiāng tā jiān gān, niē chéng xì xì de cháng tiáo, màn màn de sāi jìn huàn zhě de gāng mén.

Jìn rù cháng dào de cháng tiáo róng huà hòu, hěn kuài

biàn jiāng gān jié de dà biàn róng kāi. Dà biàn tōng chàng
hòu, huàn zhě tǐ nèi de rè dú yě suí zhī pái chū tǐ wài, shēn
tǐ biàn quán yù le.

(Zhào Shēnshēn Gǎi biān zì《Qiān Gǔ Ghōng Gī Giān
Gǔ Shì · Xì Shuō Zhōng Yī Yuán Liú Diǎn Gù》)

A Clever Way to Cure Constipation

A patient who suffered from severe constipation asked
Zhang Zhongjing (152—219) for diagnosis and treatment. After
careful examination and diagnosis, Zhang Zhongjing thought that
the patient's constipation was due to too much heat.

At that time, the most effective way to treat this kind of
constipation was to take a laxative. But the patient had not
eaten anything for a long time, and he was too weak to bear
the purgation from a laxative.

Zhang Zhongjing thought about this for a while, and
then he came up with a good idea. He fetched some honey
and dried it in thin strips, which he carefully put into the
patient's anus.

Once inside the intestinal tract, the honey strips began to
melt, lubricating the bowel and dissolving the dry, hard
stool. When the patient could defecate normally, the heat
was also expelled with the stool, and his whole body became
healthy.

(Adapted from《 Chinese Medicine Through the Ages ·
Elaborating on the stories about the origins of Chinese
medicine》)

(Translator Zhao Shenshen)

Glossary

constipation [ˌkɔnstə'peʃən] *n*. 便秘；受限制

effective [i'fektiv] *adj*. 有效的；起作用的；实在的；给人深刻印象

laxative ['læksətiv] *n*. 泻药；[药] 缓泻药

strip [strip] *n*. 条；商业街；带状地带；（足球队员的）运动服

defecate ['defəkeit] *v*. 澄清；*vt*. 排便

elaborate [i'læb(ə)rət] *adj*. 详尽的；*vt*. 详细阐述；*vi*. 详细描述

针治难产

一次，孙思邈走在路上，看见有几个人正抬着一副棺材准备下葬，棺材里滴出点点鲜血。询问得知，棺材里是一个刚刚难产而死的产妇。

他赶紧叫他们将棺材放下，说自己能将她救活。打开棺材后，只见产妇脸色苍白，与死人无异。孙思邈诊脉发现她还有一丝微弱的脉搏跳动。他选定穴位扎针后，产妇便逐渐苏醒过来，并顺利产下婴儿。

大家见他一针便救下两条人命，纷纷称赞他是救命的神仙。

（赵申申改编自《千古中医千古事·细说中医源流典故》）

Zhēn Zhì Nán Chǎn

Yī cì, Sūn Sīmiǎo zǒu zài lù shàng, kàn jiàn yǒu jǐ gè rén zhèng tái zhe yī fù guān cai zhǔn bèi xià zàng, guān cai lǐ dī chū diǎn diǎn xiān xuè. Xún wèn dé zhī, guān cai lǐ shì yī gè gāng gāng nán chǎn ér sǐ de chǎn fù.

Tā gǎn jǐn jiào tā men jiāng guān cai fàng xià, shuō zì jǐ néng jiāng tā jiù huó. Dǎ kāi guān cai hòu, zhǐ jiàn chǎn fù liǎn sè cāng bái, yǔ sǐ rén wú yì. Sūn Sīmiǎo zhěn mài fā xiàn tā hái yǒu yī sī wēi ruò de mài bó tiào dòng. tā xuǎn dìng xué wèi zhá zhēn hòu, chǎn fù biàn zhú jiàn sū xǐng guò lái, bìng shùn lì chǎn xià yīng ér.

Dà jiā jiàn tā yī zhēn biàn jiù xià liǎng tiáo rén mìng, fēn fēn chēng zàn tā shì jiù mìng de shén xiān.

（Zhào Shēnshēn Gǎi biān zì《Qiān Gǔ Zhōng Yī Giān

Curing Dystocia with Acupuncture

Once upon a time, Sun Simiao (581~682) was walking along the road when he saw some people carrying a coffin for burial, and noticed there was a little blood dripping from it. Sun Simiao was told that lying in the coffin was a puerperal (woman in childbirth) who had just died due to dystocia (delivery complications).

He asked them to put down the coffin at once, saying that he could bring the mother back to life. They opened the coffin and found the woman was deathly pale. Sun Simiao felt her pulse, which was very weak, and he chose several acupoints to puncture immediately. After a while, she began to wake up and gave birth smoothly and successfully.

Everyone who witnessed Sun Simiao save two lives with just a few acupuncture points praised him as the lifesaving God.

(Adapted from *Chinese Medicine Through the Ages •
Elaborating on the stories about the origins of Chinese medicine*)

(Translator Zhao Shenshen)

Glossary

coffin ['kɔfin] *n*. 棺材；蹄槽；*vt*. 收殓
puerpera [pjuː'əːpərə] *n*. 产妇
dystocia [dis'təuʃiə] *n*. 难产

落叶催生

　　某年秋日，滑伯仁游虎丘山。适有一富家孕妇难产，想请他出诊。同游者游兴正浓，不让他去。

　　其时适有一片梧桐叶落地，滑遂拾起，交给病家说："拿回去赶快用水煎服喝下。"过了一会儿，病家来人报说："小儿已产。"

　　众人皆奇，问此方出自何书。滑伯仁答："医者意也，何方之有？夫妊已十月未产者，气不足也。桐叶得秋气而坠，用以助之，其气足，宁不产乎？"

（赵申申改编自《复斋日记》）

Luò Yè Cuī Shēng

　　Mǒu nián qiū rì, Huá Bórén yóu Hǔqiū Shān. Shì yǒu yī fù jiā yùn fù nán chǎn, xiǎng qǐng tā chū zhěn. Tóng yóu zhě yóu xìng zhèng nóng, bù ràng tā qù.

　　Qí shí shì yǒu yī piàn wú tóng yè luò dì, Huá suì shí qǐ, jiāo gěi bìng jiā shuō: "Ná huí qù gǎn kuài yòng shuǐ jiān fú hē xià." Guò le yī huǐ er, bìng jiā lái rén bào shuō: "xiǎo ér yǐ chǎn."

　　Zhòng rén jiē qí, wèn cǐ fāng chū zì hé shū. Huá Bórén dá: "Yī zhě yì yě, hé fāng zhī yǒu? Fū rèn yǐ shí yuè wèi chǎn zhě, qì bù zú yě. Tóng yè dé qiū qì ér zhuì, yòng yǐ zhù zhī, qí qì zú, níng bù chǎn hū?"

(Zhào Shēnshēn gǎi biān zì 《Fù Zhāi Rì Jì》)

Fallen Leaf to Hasten Delivery

One day in autumn, Hua Boren (1304—1386) traveled to

the Huqiu Mountain. There, a pregnant woman of a wealthy family happened to be suffering with an unusually difficult childbirth, and her family asked Hua Boren to pay a home visit. His friends were travelling very happily, and they didn't want him to go.

At that moment, a leaf fell from a phoenix tree, Hua Boren picked it up and gave to the woman's family, saying, "Take this back quickly and boil it, and then have her drink the water." After a while, the woman's family sent someone with the news that the baby was born.

Everybody was very surprised and wanted to know which book recorded this kind of prescription. Hua Boren answered, "Doctors should have a deep understanding of analogy, so there are no books recording this kind of prescription. This woman, who has been pregnant for ten months, couldn't give birth because she didn't have enough qi. We attribute the falling of phoenix tree leaves to the autumn qi. So I used the analogy to help the woman give birth. Once she had enough qi she was able to deliver the child naturally."

(Adapted from Diary of Fu Zhai)

(Translator Zhao Shenshen)

Glossary

boil [bɔil] *n*. 煮沸，沸腾；疗，疖子；[医] 疡肿

phoenix tree 梧桐树

puerpera [pjuː'əːpərə] *n*. 产妇

隐名求师

　　某举人进京赶考,途经苏州患病,求叶天士诊视。叶天士诊脉良久,曰:"必患消渴病,无药可救,寿不过一月耳,脉象已现。"

　　举人行至镇江,遇金山寺医僧,再求诊之。医僧亦说:"消渴即发,寿不过月。"举人言及叶天士所说无药可救,乞医僧救之。

　　医僧命其购梨满车,曰:"渴即以梨代茶,饥则蒸梨作膳,约此物食过百斤,即无恙。焉得云无药可救,误人性命耶?"举人拜别,不久果发消渴病。依僧所嘱,以梨为饮食,至期果然病愈。再去叶天士处求诊,叶天士颇为惊异,以为遇到神人。询及乃金山寺医僧所治,大为钦佩。遂摘牌散徒,隐姓埋名,前去投拜老僧,求其收为门徒。学徒有年,终得医僧真传。

(赵申申改编自《叶案疏证》)

49

Yǐn Míng Qiú Shī

　　Mǒu jǔ rén jìn jīng gǎn kǎo, tú jīng Sū zhōu huàn bìng, qiú Yè Tiānshì zhěn shì. Yè Tiānshì zhěn mài liáng jiǔ, yuē: "Bì huàn Xiāo kě bìng, wú yào kě jiù, shòu bù guò yī yuè ěr, mài xiàng yǐ xiàn."

　　Jǔ rén xíng zhì Zhènjiāng, yù Jīnshān Sì yī sēng, zài qiú zhěn zhī. Yī sēng yì shuō: "Xiāo kě jí fā, shòu bù guò yuè." Jǔ rén yán jí Yè Tiānshì suǒ shuō wú yào kě jiù, qǐ yī sēng jiù zhī.

　　Yī sēng mìng qí gòu lí mǎn chē, yuē: "Kě jí yǐ lí dài chá, jī zé zhēng lí zuò shàn, yuē cǐ wù shí guò bǎi jīn, jí wú yàng. Yān dé yún wú yào kě jiù, wù rén xìng mìng yé?" Jǔ rén bài bié, bù jiǔ guǒ fā xiāo kě bìng. Yī sēng suǒ zhǔ, yǐ lí

Xing Lin Qu Shi · 杏林趣事

wèi yǐn shí, zhì qī guǒ rán bìng yù. Zài qù Yè Tiānshì chù
qiú zhěn, Yè Tiānshì pō wéi jīng yì, yǐ wéi yù dào shén rén.
Xún jí nǎi jīnshān Sì yī sēng suǒ zhì, dà wéi qīn pèi. Suì zhāi
pái sàn tú, yǐn xìng mái míng, qián qù tóu bài lǎo sēng, qiú
qí shōu wéi mén tú. Xué tú yǒu nián, zhōng dé yī sēng zhēn
chuán.

(Zhào Shēnshēn gǎi biān zì《Yè Àn Shū Zhèng》)

Concealing One's Identity to Study Medicine

A candidate hurried to the Capital to take the imperial
examination. When he passed through Suzhou he felt ill, and
asked Ye Tianshi for his advice. After taking the man's pulse
for a long time, Ye Tianshi said: "You are suffering from
diabetes (wasting and thirsting), and it is incurable.
According to the condition of your pulse, you just have one
month left."

The candidate travelled on to Zhenjiang where he met a
medical monk in the Jinshan temple, from whom he sought
diagnosis and advice. The monk agreed that he was "very ill
with diabetes and would die after a month." The candidate
told the monk what Ye Tianshi said, and begged for
treatment.

The monk ordered him to buy a handcart of pears and
said, "When you are thirsty, drink the pear juice like you
would tea; when you are hungry, steam the pears for your
meal. When you have eaten over a hundred kilos of pears,
you will become healthy. How wrong that he said you cannot
be cured! This kind of saying will do harm to one's life." The

candidate took leave of the monk, and by that time he was very ill. He followed the monk's instructions to use the pears as drink and food, and when he had eaten that quantity of pears he really did recover his health. The candidate returned to Ye Tianshi's clinic for diagnosis once more, and Ye Tianshi was so surprised it made him think he had met an immortal. When Ye Tianshi heard how the medical monk of Jinshan temple had cured the candidate's disease, he was full of admiration for the monk. So much so that he closed his clinic, dismissed his students, concealed his identity and asked the monk to be his teacher. Ye Tianshi learned from him for many years, until at last he grasped completely the essence of the monk's medical theories.

(Adapted from *Comments and Textual Research on Ye Tianshi's Medical Cases'*)

(Translator Zhao Shenshen)

Glossary

imperial [imˈpiəriəl] *adj*. 帝国的，皇帝的
candidate[ˈkændidət] *n*. 报考者；申请求职者
diagnosis [daiəgˈnəusis] *n*. 诊断
clinic [ˈklinik] *n*. 诊所，门诊部
grasp [grɑːsp] *vt*. 抓住；了解

黄土治痉

宋神宗的第九子得了手足抽筋的病，太医院的大夫束手无策。长公主建议请钱乙诊治。结果钱乙仅用了一碗黄土汤便将他治愈。

神宗奇而问之。钱乙说："我采取以土抑水的方法，这样木才能平复，这风很容易就被控制住了。况且在此之前，皇子在其他医生的医治下已接近痊愈，我稍加补充，自然就好了。"

神宗闻之大喜，赞赏了他的医术。

（赵申申改编自《宋史·钱乙传》）

Huáng Tǔ Zhì Jìng

Sòng Shénzōng de dì jiǔ zǐ dé le shǒu zú chōu jīn de bìng, tài yī yuàn de dà fū shù shǒu wú cè. Zhǎng gōng zhǔ jiàn yì qǐng Qián Yǐ zhěn zhì. Jié guǒ Qián Yǐ jǐn yòng le yī wǎn Huáng tǔ tāng biàn jiāng tā zhì yù.

Shénzōng qí ér wèn zhī. Qián Yǐ shuō: "Wǒ cǎi qǔ yǐ tǔ yì shuǐ de fāng fǎ, zhè yàng mù cái néng píng fù, zhè fēng hěn róng yì jiù bèi kòng zhì zhù le. Kuàng qiě zài cǐ zhī qián, huáng zǐ zài qí tā yī shēng de yī zhì xià yǐ jiē jìn quán yù, wǒ shāo jiā bǔ chōng, zì rán jiù hǎo le."

Shénzōng wén zhī dà xǐ, zàn shǎng le tā de yī shù.

(Zhào Shēnshēn gǎi biān zì《Sòng Shǐ · Qián Yǐ Zhuàn》)

Earth Can Cure Spasm

The ninth son of Song Dynasty（960—1279）Emperor Shenzong suffered from spasms of the hands and feet，and the doctors in the Imperial Hospital had exhausted their resources. The Princess Royal suggested that Qian Yi(1032—1113)diagnose and treat the Prince. Qian Yi，with just a bowl of Yellow Earth Decoction，successfully cured the disease.

Shenzong was puzzled，so he asked how the earth can be so effective. Qian Yi said that he used the earth restraining water method，so that the wood calmed down，and then the wind was easily controlled. Moreover，the Prince was already about to recover thanks to his previous treatments with the other doctors，so Qian Yi's little supplement was sufficient.

Shenzong listened with joy and appreciation for Qian Yi's medical skills.

(Adapted from *The History of Song Dynasty* ·
The Biography of Qián Yǐ)

(*Translator* Zhao Shenshen)

Glossary

spasm［'spæzəm］*n*.［临床］痉挛；抽搐；一阵发作
resources［ri'sɔːsiz］*n*. 勇气；才智；谋略
restrain［ri'strein］*vt*. 抑制，监禁
previous［'priːviəs］*adj*. 先前的；以前的
appreciate［ə'priːʃieit］*vt*. 感激；欣赏

威胜惊狂

张景岳曾治一青年妇女,因邪热犯胃,如同鬼神附身,惊狂殴人,家人害怕,想请巫师来治疗,找张景岳商量。张说:"不必找巫医,我就能治。"

令人先高声通报医生驾到,然后张景岳整肃衣容,气宇轩昂地进入患者房间。患者衣着不整,瞪着眼睛看他。张景岳则亦怒目视之,相持许久,患者面生愧色,有些害怕,突然跑出,躲了起来。

张景岳命人搜到她,给其服下一剂白虎汤,诸症痊愈。此以威仪胜其亵渎,寒凉胜其邪火也。

(赵中申改编自《类经》)

Wēi Shèng Jīng Kuáng

Zhāng Jǐngyuè céng zhì yī qīng nián fù nǚ, yīn xié rè fàn wèi, rú tóng guǐ shén fù shēn, jīng kuáng ōu rén, jiā rén hài pà, xiǎng qǐng wū shī lái zhì liáo, zhǎo Zhāng Jǐngyuè shāng liáng. Zhāng shuō: "Bù bì zhǎo wū yī, wǒ jiù néng zhì."

Lìng rén xiān gāo shēng tōng bào yī shēng jià dào, rán hòu Zhāng Jǐngyuè zhěng sù yī róng, qì yǔ xuān áng de jìn rù huàn zhě fáng jiān. Huàn zhě yī zhuó bù zhěng, dèng zhe yǎn jīng kàn tā. Zhāng Jǐngyuè zé yì nù mù shì zhī, xiāng chí xǔ jiǔ, huàn zhě miàn shēng kuì sè, yǒu xiē hài pà, tú rán pǎo chū, duǒ le qǐ lái.

Zhāng Jǐngyuè mìng rén sōu dào tā, gěi qí fú xià yī jì Bái Hǔ Tāng, zhū zhèng quán yù. Cǐ yǐ wēi yí shèng qí xiè dú, hán liáng shèng qí xié huǒ yě.

(Zhào Shēnshēn gǎi biān zì《Lèi Jīng》)

Dignity Defeats Madness

Zhang Jingyue（also named Zhang Jiebin，1563—1640）cured a young woman who, because of heat evil invading the stomach, was frightened and mad, and she attacked people irrationally as if her spirit was possessed by a ghost. Her family was very scared and wanted to find a shaman to solve her problem, but they consulted Zhang Jingyue who said, "It is not necessary to find a shaman, I can cure her."

Firstly, he asked someone to loudly announce the doctor's arrival. Then himself tidied his clothes and strode with dignity into the woman's room. Her clothes were disheveled, and she stared at Zhang Jingyue. Zhang stared back at her, and they stared at each other for a good while, until the woman began to look ashamed, she became a little afraid, and then she suddenly rushed out of room and hid.

Zhang Jingyue asked someone to find her. They gave her a dose of White Tiger Decoction, and then all her symptoms disappeared. Thus it is said that dignity can defeat profanity, and cold can defeat evil heat.

（Adapted From *Lei Jing*）

（Translator Zhao Shenshen）

Glossary

dignity ['digniti] *n*. 尊严；高贵

frightened ['fraitnd] *adj.* 害怕的；受惊的
invade [inveid] *v.* 侵犯；侵略；侵袭；侵扰
irrationally [i'ræʃnəli] *adv.* 不合理地，无理性地
disheveled [di'ʃevəld] *adj.* 不整洁的，凌乱的
profanity [prə'fæniti] *n.* 亵渎；不敬的言语

煮石为引

有一对恩爱夫妻，偶因小事发生口角，妻子心中怏怏不乐，不吃不喝，以致卧床不起。丈夫请傅青主诊治。

傅青主听完，随手拣起一块小石头，嘱其加水，用文火煮软做药引，煮时要不断加水，且不得离开药壶。丈夫盼妻子病愈心切，便通宵达旦地煮起石头来，眼睛熬红了，人累瘦了，仍无倦意。

其妻见此，不觉转怒为喜，主动下床，代夫看火煮石，并叫丈夫去问傅青主："石头为何煮不软？"

傅青主听后笑曰："你回去吧，她病已愈。石头虽然煮不软，可你对她的一片至诚，已把她的心软化了。"

（赵申申改编自《柳崖外编》）

57

Zhǔ Shí Wéi Yǐn

Yǒu yī duì ēn ài fū qī, ǒu yīn xiǎo shì fā shēng kǒu jué, qí zī xīn zhōng yāng yāng bù lè, bù chī bù hē, yǐ zhì wò chuáng bù qǐ. Zhàng fū qǐng Fù Qīngzhǔ zhěn zhì.

Fù Qīngzhǔ tīng wán, suí shǒu jiǎn qǐ yī kuài xiǎo shí tou, zhǔ qí jiā shuǐ, yòng wén huǒ zhǔ ruǎn zuò yào yǐn, zhǔ shí yào bù duàn jiā shuǐ, qiě bù dé lí kāi yào hú. Zhàng fū pàn qī zǐ bìng yù xīn qiè, biàn tōng xiāo dá dàn de zhǔ qǐ shí tou lái, yǎn jīng áo hóng le, rén lèi shòu le, réng wú juàn yì.

Qí qī jiàn cǐ, bù jué zhuǎn nù wéi xǐ, zhǔ dòng xià chuáng, dài fū kàn huǒ zhǔ shí, bìng jiào zhàng fū qù wèn Fù Qīngzhǔ: "Shí tou wèi hé zhǔ bù ruǎn?"

Fù Qīngzhǔ tīng hòu xiào yuē: "Nǐ huí qù ba, tā bìng yǐ
yù. Shí tou suī rán zhǔ bù ruǎn, kě nǐ duì tā de yī piàn zhì
chéng, yǐ bǎ tā de xīn ruǎn huà le."

(Zhào Shēnshēn gǎi biān zì《Liǔ Yá Wài Biān》)

Boiling Stone as Guiding Drug

A loving couple occasionally quarreled over a trifle, and
the wife became gloomy and unhappy, she stopped eating and
drinking, became ill and took to her bed. The husband asked
Fu Qingzhu (1607—1684) for her diagnosis and treatment.

After hearing the whole story, Fu Qingzhu picked up a
stone and impressed upon the husband that he should boil the
stone in water until it become soft. When soft, it could be
used as the guiding drug and so during the boiling the husband
should add water continuously and not leave the medicine
pot. The husband was so eager to restore his wife's health
that he boiled the stone all through the night. Though his
eyes turned red and he lost weight, he didn't feel tired.

Having seen all this, the wife couldn't help but feel
happy, and she left her bed to take his place beside the
simmering stone. She also made her husband go ask Fu
Qingzhu, "Why the stone can not be boiled soft?"

Fu Qingzhu laughed: "you can go back home, she has
recovered now. Although the stone cannot be boiled soft,
your true love for her has already softened her heart."

(Adapted From *Anecdotes Written by Liu Ya*)

(Translator Zhao Shenshen)

Glossary

trifle ['traifl] *n*. 琐事；*vi*. 轻视，藐视
gloomy ['gluːmi] *adj*. 黑暗的；沮丧的；阴郁的
continuously [kən'tinjuəsli] *adv*. 连续不断地，接连地

目病治足

　　某公子双目红肿，痛不可忍，请叶天士诊治。叶天士告云："目红肿不必顾虑，可以自愈。所虑者，愈后七日内，足必生肿毒，一发而不可治。"

　　公子恐而求方。叶天士告曰："你要安心静养，以左手擦右足心36次，以右手擦左足心36次，每日如此7次，待7日后再来诊治。"

　　7日后，公子来诊，告云："眼睛红肿已愈，不知足心之毒，还能发否？"叶天士笑曰："上次说毒发是假。公子乃富贵中人，所虑者，死也，则其他欲念皆绝。今一心注意足心，以手擦足，则引火下行，眼睛红肿而痊愈。"

（赵申申摘自《品读名医》）

Mù Bìng Zhì Zú

　　Mǒu gōng zǐ shuāng mù hóng zhǒng, tòng bù kě rěn, qǐng Yè Tiānshì zhěn zhì. Yè Tiānshì gào yún："Mù hóng zhǒng bù bì gù lù, kě yǐ zì yù. Suǒ lù zhě, yù hòu 7 rì nèi, zú bì shēng zhǒng dú, yī fā ér bù kě zhì."

　　Gōng zǐ kǒng ér qiú fāng. Yè Tiānshì gào yuē："Nǐ yào ān xīn jìng yǎng, yǐ zuǒ shǒu cā yòu zú xīn 36 cì, yǐ yòu shǒu cā zuǒ zú xīn 36 cì, měi rì rú cǐ 7 cì, dài 7 rì hòu zài lái zhěn zhì."

　　7 rì hòu, gong zǐ lái zhěn, gào yún："Yǎn jīng hóng zhǒng yǐ yù, bù zhī zú xīn zhī dú, hái néng fā fǒu?" Yè Tiānshì xiào yuē："Shàng cì shuō dú fā shì jiǎ. Gōng zǐ nǎi fù guì zhōng rén, suǒ lù zhě, sǐ yě, zé qí tā yù niàn jiē jué.

Jīn yī xīn zhù yì zú xīn, yǐ shǒu cā zú, zé yǐn huǒ xià xíng, yǎn jīng hóng zhǒng ér quán yù. "

(Zhào Shēnshēn zhāi zì《Pǐn Dú Míng Yī》)

Curing Eye Disease by Treating the Feet

Someone suffered from red and swollen eyes. The pain was so unbearable that he asked Ye Tianshi for diagnosis and treatment. Ye Tianshi said: "You needn't worry about your eyes. They will heal of their own accord. The concern is that 7 days after they recover, your feet will get toxin swelling. Once your feet begin to swell, there is no cure."

Frightened, the man begged for a prescription. Ye Tianshi said: "You'd better be relieved and have a rest-cure. Use your left palm to rub the middle of your right sole 36 times, and use your right palm to rub the middle of your left sole 36 times. You should do 7 times each day, then after 7 days come and see me."

7 days later, the man came and said: "My eyes are okay now. I want to know whether my feet will swell and generate the toxin or not." Ye Tianshi laughed: "I lied that your feet would get the toxin swelling. You, the man are rich and honorable. The only thing you worried about is death than any other thing. So when you concentrated all your minds on the middle of your soles and rubbed them, the fire descended and your eyes healed."

(From *Readings On Famous Doctors*)

(Translator Zhao Shenshen)

Glossary

child [tʃaild] *n*. 公子；贵少爷；少爷
toxin ['tɔksin] *n*. 毒素；毒质
sole [səul] *n*. 足底
honorable ['ɔnərəbl] *adj*. 可敬的，荣誉的，光荣的

果如其言

仲景见侍中王仲宣,时年二十余,谓曰:"君有病,四十当眉落,眉落半年而死。"令服五石汤可免。

仲宣嫌其言忤,受汤勿服。居三日,见仲宣,谓曰:"服汤否?"曰:"已服。"仲景曰:"色候固非服汤之诊,君何轻命也!"仲宣犹不言。

后二十年果眉落,后一百八十七日而死,终如其言。

(赵申申摘自《针灸甲乙经·序》)

Guǒ Rú Qí Yán

Zhòngjǐng jiàn shì zhōng Wáng Zhòngxuān, shí nián èr shí yú, wèi yuē: "Jūn yǒu bìng, sì shí dāng méi luò, méi luò bàn nián ér sǐ." Lìng fù Wǔ Shí Tāng kě miǎn.

Zhòngxuān xián qí yán wǔ, shòu tāng wù fú. Jū sān rì, jiàn zhòng xuān, wèi yuē: "Fú tāng fǒu?" Yuē: "Yǐ fú." Zhòngjǐng yuē: "Sè hòu gù fēi fú tāng zhī zhěn, jūn hé qīng mìng yě!" Zhòngxuān yóu bù yán.

Hòu èr shí nián guǒ méi luò, hòu yī bǎi bā shí qī rì ér sǐ, zhōng rú qí yán.

(Zhào Shēnshēn zhāi zì《Zhēn Jiǔ Jiǎ Yǐ Jīng · Xù》)

Predict Disease Exactly

Zhang Zhongjing met the Privy Secretary, Wang Zhongxuan, who was in his twenties. Zhang said to him,

"Sir, you are sick. When you reach the age of 40 your eyebrows will fall out and then within half a year you will die. To avoid this, you should take Five Stones Decoction now."

Although he did get the formula, Zhongxuan was offended by Zhongjing's words and didn't take it. Upon seeing Zhangxuan 3 days later, Zhongjing asked: "Have you taken the decoction of the formula?" Zhongxuan replied that he had. Zhongjing said: "Your complexion indicates that you have not taken it. Why do you make light of your life!" Zhongxuan remained incredulous.

20 years later, Zhongxuan's eyebrows did fall out, and 187 days after that he died. In the end, it was as Zhang Zhongjing had said.

(From *Preface of The Systematic Classic Of Acupuncture*)

(Translator Zhao Shenshen)

Glossary

eyebrow ['aibrau] *n.* 眉毛

formula ['fɔːmjulə] *n.* 公式,准则;客套话;方案;婴儿食品

incredulous [in'kredjuləs] *adj.* 表示怀疑的,不相信的

decoction [di'kɔkʃən] *n.* 煎煮,煮出的汁,煎熬的药;煎法;熬出物;汤液

acupuncture ['ækjupʌŋktʃə] *n.* 针灸(疗法)

第四章
中药趣闻

Zhōng Yào Qù Wén

Chapter Four
Anecdotes about Chinese Materia Medica

杏仁

除通便、利肺、止咳、平喘外，杏仁还有一种特殊功效，即润肤驻颜，可以说，它是古代养生家润肤美容的主要药物，因杏仁含有丰富的脂肪油和蛋白质，具有润泽肌肤、通利血络等较好的美容效果。

相传杨贵妃年幼时，脸色黝黑、皮肤粗糙，长相也不漂亮。她家院子里有棵杏树，每逢杏子黄熟时，贵妃百食不厌。到了及笄之年，贵妃竟出落得冰肌玉骨、貌美如花，因而被选入皇宫。

后来，人们便把这种杏叫做"贵妃杏"。

(林宇栋改编自《中药趣话》)

Xìng Rén

Chú tōng biàn, lì fèi, zhǐ ké, píng chuǎn wài, xìng rén hái yǒu yī zhǒng tè shū gong xiào, jí rùn fū zhù yán, kě yǐ shuō, tā shì gǔ dài yǎng shēng jiā rùn fū měi róng de zhǔ yào yào wù, yīn xìng rén hán yǒu fēng fù de zhī fáng yóu hé dàn bái zhí, jù yǒu rùn zé jī fū, tōng lì xuè luò děng jiào hǎo dì měi róng xiào guǒ.

Xiāng chuán Yáng guì fēi nián yòu shí, liǎn sè yǒu hēi, pí fū cū cāo, zhǎng xiàng yě bù piào liang. Tā jiā yuàn zi lǐ yǒu kē xìng shù, měi féng xìng zi huáng shú shí, guì fēi bǎi shí bù yàn. Dào le jí jī zhī nián, guì fēi jìng chū luo dé bīng jī yù gǔ, mào měi rú huā, yīn ér bèi xuǎn rù huáng gōng.

Hòu lái, rén men biàn bǎ zhè zhǒng xìng jiào zuò "guì fēi xìng".

(Lín Yǔdòng gǎi biān zì《*Zhōng Yào Qù Huà*》)

Apricot Kernel (*Armeniacae Semen*)

As well as relieving constipation and lung conditions such as cough and asthma, Apricot Kernel has another special effect, it moisturizes the skin and prevents aging. In ancient times apricot kernel was known to soften the skin and was an important part of a woman's beauty regime. It is rich in fatty oils and proteins, which nourish and moisten the skin and promote blood circulation.

The story goes that when Lady Yang was a young girl she was not beautiful. Her complexion was swarthy and dark, her skin was dry and rough. There was an apricot tree in her family's courtyard and Lady Yang loved to eat the ripened nuts — she could never have enough! When she was fifteen years old, her appearance suddenly became pure and noble and she was selected to attend the royal palace as imperial concubine.

Since then, this kind of apricot has become known as the "imperial concubine apricot".

(From Witticism of Chinese Materia Medica)

(Translator Lin Yudong)

Glossary

moisturize [ˈmɔistʃəraiz] *vt*. 使湿润

regimen [ˈredʒimən] *n*. 养生法

Lady Yang 杨贵妃

swarthy [ˈswɔːði] *adj*. 黝黑的

苍术

　　明代大药学家李时珍到茅山采集药材，在悬崖间发现一株长得又高又大的苍术，芳香异常，更为奇特的是这株苍术长在一块鹤嘴石上，石头突兀山岩之外，活像一只仙鹤。

　　李时珍轻手轻脚地来到岩石边，想用药锄挖下这棵奇异的药草，一锄、两锄、三锄，只听"啷"地一声响，蹦起了一块小石块，不偏不倚正好蹦到仙鹤岩的丹顶冠上，冠上竟一滴一滴地滴下七滴血珠。

　　李时珍颇为惊异，忽然间，这岩石竟变成一只美丽的仙鹤，长鸣三声，展翅飞向云天。李时珍拾起苍术切开一看，里面印着七颗鲜红的朱砂点。

　　从此，茅山苍术的朱砂点永不褪色，功效也远比其他各地产的苍术好。

（林宇栋改编自《中药趣话》）

Cāng Zhú

　　Míng dài dà yào xué jiā Lǐ Shízhēn dào Máo Shān cǎi jí yào cái, zài xuán yá jiān fā xiàn yī zhū zhǎng dé yòu gāo yòu dà de cāng zhú, fang xiāng yì cháng, gèng wéi qí tè de shì zhè zhū cāng zhú zhǎng zài yī kuài hè zuǐ shí shàng, shí tou tú wù shān yán zhī wài, huó xiàng yī zhǐ xiān hè.

　　Lǐ Shízhēn qīng shǒu qīng jiǎo de lái dào yán shí biān, xiǎng yòng yào chú wā xià zhè kē qí yì de yào cǎo, yī chú, liǎng chú, sān chú, zhǐ tīng "lāng" de yī shēng xiǎng, bèng qǐ le yī kuài xiǎo shí kuài, bù piān bù yǐ zhèng hǎo bèng dào xiān hè yán de dān dǐng guān shàng, guān shàng jìng yī dī yī dī de dī xià qī dī xiě zhū.

Lǐ Shízhēn pō wéi jīng yì, hū rán jiān, zhè yán shí jìng biàn chéng yī zhī měi lì de xiān hè, cháng míng sān shēng, zhǎn chì fēi xiàng yún tiān. Lǐ Shízhēn shí qǐ cāng zhú qiē kāi yī kàn, lǐ miàn yìn zhe qī kē xiān hóng de zhū shā diǎn.

Cóng cǐ, Máo Shān cāng zhú de zhū shā diǎn yǒng bù tuì sě, gong xiào yě yuǎn bǐ qí tā gè dì chǎn de cāng zhú hǎo.

(Lín Yǔdòng gāi biān zì《Zhōng Yào Qù Huà》)

Atractylodes Rhizome (*Atractylodis Rhizoma*)

In the Ming Dynasty (1368—1644) the renowned pharmacologist Li Shizhen was collecting herbs on the Mao Mountain when he found a huge Atractylodis Rhizoma on a cliff. The atractylodes was unusually fragrant, and even more strangely, it grew on the tip of a stone that stuck out from the cliff and looked very much like a crane.

Li Shizhen crept carefully to the edge of the rock, took hold of his hoe and started to dig out the herb. He raised the hoe and dug once, twice, three times, when the noise "clang" loosened a scree of small stones, one of which happened to fall on the 'head' of the crane rock, and 7 drops of blood dripped from its crown.

Li Shizhen was amazed, then all of a sudden the rock became a beautiful crane, it cried out and flew away. Li Shizhen picked up the Rhizome Atractylodis and cut into it, finding the 7 spots of oil cavity with colour of cinnabar.

Since then, the Mao Mountain Atractylodis Rhizome's

red spots of oil cavity have never faded, and this kind of atractylodis has been considered much more effective than the others.

（From *Witticism of Chinese Materia Medica*）

（Translator Lin Yudong）

Glossary

fragrant ['freigr(ə)nt] *adj*. 芳香的
scree [skriː] *n*. 小石子
spot of oil cavity 朱砂点
fade [feid] *vi*. 褪去,失去光泽;*adj*. 乏味的,平淡的

芡实

宋代大文学家苏东坡至老仍然身体健康,才思敏捷,据说这得益于他自己创立的一种食疗强身法:将芡实煮熟后,一枚一枚地细细嚼咽,每日10～20粒,持之以恒,长年不辍。

这种嚼食芡实法包含了古代气功中的一节动功——咽津。《东坡杂记》这样描述:"人之食芡也,必枚啮而细嚼之,未有多嗫而亟咽者也。舌颊唇齿,终日嘬嚅,而芡无五味,腴而不腻,足以致上池之水,故食芡者,能使华液通流,转相挹注。"

(林宇栋摘自《中药趣话》)

Qiàn Shí

Sòng dài dà wén xué jiā Sū Dōngpō zhì lǎo rén grán shēn tǐ jiàn kāng, cái sī mǐn jié, jù shuō zhè dé yì yú tā zì jǐ chuàng lì de yī zhǒng shí liáo qiáng shēn fǎ: Jiāng qiàn shí zhǔ shú hòu, yī méi yī méi de xì xì jiáo yàn, měi rì 10～20 lì, chí zhī yǐ héng, cháng nián bù chuò.

Zhè zhǒng jué shí qiàn shí fǎ bāo hán le gǔ dài qì gōng zhōng de yī jié dòng gōng—yàn jīn. 《Dōng Pō Zá Jì》zhè yàng miáo shù: "Rén zhī shí qiàn yě, bì méi niè ér xì jiáo zhī, wèi yǒu duō zuō ér jí yàn zhě yě. Shé jiá chún chǐ, zhōng rì chuài rú, ér qiàn wú wǔ wèi, yú ér bù nì, zú yǐ zhì shàng chí zhī shuǐ, gù shí qiàn zhě, néng shǐ huá yè tōng liú, zhuǎn xiāng yì zhù."

(Lín Yǔdòng gāi biān zì《Zhōng Yào Qù Huà》)

Euryale Seeds (*Euryales Semen*)

    Su Dongpo（1037—1101）,the famous litterateur in Song Dynasty，stayed healthy and quick-witted well into his old age，and it was said this was due to the benefits of a dietary regime he invented to decoct the Euryales Seeds，chew them carefully one after another，10 to 20 grains a day，and persevere.

    His Euryales Seeds regime included an ancient qigong dynamic exercise of swallowing the saliva. The book of *Dongpo Miscellanea* describes it：

    "When people take the Euryales Seeds，they should chew it slowly and carefully one after another and never engorge. Euryales Seeds is tasteless and rich but not greasy. Keeping it in the mouth and chewing it over and over again stimulates the production of saliva and helps the body fluids flow smoothly."

（From *Witticism of Chinese Materia Medica*）

（Translator Lin Yudong）

Glossary

decoct [di'kɔkt] *vt*. 煎；熬
dynamic exercise 动功
saliva [sə'laivə] *n*. 唾液
miscellanea [misə'leiniə] *n*. 杂记
engorge [in'gɔːdʒ] *vt*. 狼吞虎咽

茯苓

北京已故名医岳美中曾借助茯苓利湿之功,治愈了父子两人的秃发症。以茯苓 500～1 000 克,为细末,每服 6 克,白开水冲服,每日 2 次。父子均服药 3 个月,头发丛生而愈。

对此,岳氏认为,秃发的形成多因水气上泛巅顶,侵蚀发根,使发根腐烂而枯落。茯苓能上行,渗水湿,而导饮下降,湿去则发生。

一味茯苓治秃发,可谓是他的一手绝招吧。

(林宇栋摘自《中药趣话》)

Fú Líng

Běi Jīng yǐ gù míng yī Yuè Měizhōng céng jiè zhù fú líng lì shī zhī gōng, zhì yù le fù zǐ liǎng rén de tū fǎ zhèng. Yǐ fú líng 500～1 000 kè, wéi xì mò, měi fú 6 kè, bái kāi shuǐ chōng fú, měi rì 2 cì. Fù zǐ jūn fú yào 3 gè yuè, tóu fǎ cóng shēng ér yù.

Duì cǐ, Yuè Shì rèn wéi, tū fǎ de xíng chéng duō yīn shuǐ qì shàng fàn diān dǐng, qīn shí fā gēn, shǐ fā gēn fǔ làn ér kū luò. Fú líng néng shàng xíng, shèn shuǐ shī, ér dǎo yǐn xià jiàng, shī qù zé fā shēng.

Yī wèi fú líng zhì tū fǎ, kě wèi shì tā de yī shǒu jué zhāo ba.

(Lín Yǔdòng zhāi zì《Zhōng Yào Qù Huà》)

Tuckahoe (*Poria*)

Yue Meizhong (1900—1982), the late famous doctor in Beijing, once cured a father and son of their baldness using Tuckahoe's dampness elimination function. The recipe was that grind 500~1 000 grams of Tuckahoe to a fine powder; take 6 grams twice a day with boiled water. The father and son took the medicine and their hair re-grew after 3 months.

In this case, Doctor Yue believed the pathogeny of their baldness was due to dampness floating to the top of the head, which eroded the hair roots and caused them to decay and whither. Tuckahoe can remove dampness and promote diuresis, and so long as the dampness was eliminated, the hair would regrow again.

Using only Tuckahoe to cure baldness was truly unique and skillful.

(From Witticism of Chinese Materia Medica)

(Translator Lin Yudong)

Glossary

baldness ['bɔːldnis] *n*. 秃发
pathogeny [pə'θɒdʒini] *n*. 病机
remove dampness and promote diuresis 利水渗湿

黄精

　　临川有士人唐遇，虐其所使婢，婢不堪其毒，乃逃入山中。久之，粮尽饥甚，坐水边，见野草枝叶可爱，即拔取濯水中，连根食之，甚美。自是恒食，久之遂不饥，而更轻健。

　　夜息大树下，闻草中兽走，以为虎而惧，因念得上树杪乃生也，正尔念之，而身已在树杪矣。及晓，又念当下平地，又效然而下。自是，意有所之，身辄飘然而去。

　　数岁，其家人伐薪见之，以告其主，使捕之不得。其主亦骇异，必欲致之。或曰："此婢也，安有仙骨？不过得灵药饵之尔。试以盛馔，多其五味，令甚香美，致其往来之路，观其食否？"果如其言，常来就食，食讫不复能远去，遂为所擒。具述其故，问其所食草之形状，即黄精也。

（林宇栋摘自《稽神录》）

Huáng Jīng

　　Lín chuān yǒu shì rén Táng Yù, nüè qí suǒ shǐ bì, bì bù kān qí dú, nǎi táo rù shān zhōng. Jiǔ zhī, liáng jìn jī shèn, zuò shuǐ biān, jiàn yě cǎo zhī yè kě ài, jí bá qǔ zhuó shuǐ zhōng, lián gēn shí zhī, shèn měi. Zì shì héng shí, jiǔ zhī suì bù jī, ér gèng qīng jiàn.

　　Yè xī dà shù xià, wén cǎo zhōng shòu zǒu, yǐ wéi hǔ ér jù, yīn niàn dé shàng shù miǎo nǎi shēng yě, zhèng ěr niàn zhī, ér shēn yǐ zài shù miǎo yǐ. Jí xiǎo, yòu niàn dāng xià píng dì, yòu xiào rán ér xià. Zì shì, yì yǒu suǒ zhī, shēn zhé piāo rán ér qù.

　　Shù suì, qí jiā rén fá xīn jiàn zhī, yǐ gào qí zhǔ, shǐ bǔ

ān yǒu xiān gǔ? Bù guò dé líng yào ěr zhī ěr. Shì yǐ shèng
zhuàn, duō qí wǔ wèi, lìng shèn xiāng měi, zhì qí wǎng lái
zhī lù, guān qí shí fǒu?" Guǒ rú qí yán, cháng lái jiù shí, shí
qì bù fù néng yuǎn qù, suì wéi suǒ qín. Jù shù qí gù, wèn qí
suǒ shí cǎo zhī xíng zhuàng, jí huáng jīng yě.

(Lín Yǔdòng zhāi zì《Jī Shén Lù》)

Polygonatum Rhizome (*Polygonati Rhizoma*)

Tang Yu, a scholar lived in Linchuan, who always mistreated his maidservant. One day finally, she could not bear it and escaped to the mountains. For a long time she had no food to eat, until one day she sat by a stream and found a weed with lovely foliage. She pulled it up, washed it, ate it along with the roots and found it delicious! From then on she often ate this weed to stave off hunger, and she became light-footed.

One night, she heard footsteps under the big trees and thinking it might be a tiger she became frightened. She said to herself, "I must to go to the treetop" and amazingly, as she was murmured it, she was already at the treetop! The "incantation" was also efficacious when she wished to go back down to the ground. She could nimbly move to wherever she wanted.

A few years later, her family saw her on their way to cut firewood. They failed to catch her but reported it to the lord. He was no less surprised, and angry, and determined to capture her. Someone said: "The maidservant couldn't be a fairy. Could she have taken a panacea? If we set a big meal at a place she passes by, we could observe whether she takes it or not." As expected, she ate the meal, after which she could not escape and was seized. According to her description, the panacea was Polygonatum Rhizome actually.

(From *Records of the Gods*)

(Translator Lin Yudong)

Glossary

mistreat [mis'trit] *vt*. 虐待

incantation [inkæn'teiʃ(ə)n] *n*. 咒语

nimbly ['nimbli] *adv*. 敏捷地

murmur ['mə:mə] 抱怨，喃喃声音；幽咽

panacea [pænə'siə] *n*. 灵丹妙药

荜茇

　　唐太宗患腹泻不止，百医无效，下诏搜求方药。时人张某回春有术：以牛奶煎煮荜茇，令唐太宗内服，治愈了他的腹泻痼疾。

　　唐太宗大喜过望，赐封张某为五品官。谁知丞相魏征却因嫉妒而推诿不办。唐太宗得知，质问道："献方人有功，为何不授官职？"魏征只好借口说："臣不知授他文官还是武官。"

　　唐太宗大怒："治好你宰相的病足可以授三品官，治好朕的病竟然授不得五品官？"便一纸下令，封张某为"三品文官"。

　　小小一味荜茇，在封建社会里居然成了升官的敲门砖。

（林宇栋摘自《中药的故事》）

Bì Bá

　　Táng Tàizōng huàn fù xiè bù zhǐ, bǎi yī wú xiào, xià zhào sōu qiú fāng yào. Shí rén Zhāng mǒu huí chūn yǒu shù: Yǐ niú nǎi jiān zhǔ bì bá, lìng Táng Tàizōng nèi fú, zhì yù le tā de fù xiè gù jí.

　　Táng Tàizōng dà xǐ guò wàng, cì fēng Zhāng mǒu wèi wǔ pǐn guān. Shuí zhī chéng xiàng Wèi Zhēng què yīn jí dù ér tuī wěi bù bàn. Táng Tàizōng dé zhī, zhì wèn dào: "Xiàn fāng rén yǒu gōng, wèi hé bù shòu guān zhí?" Wèi Zhēng zhǐ hǎo jiè kǒu shuō: "Chén bù zhī shòu tā wén guān hái shì wǔ guān."

　　Táng Tàizōng dà nù: "Zhì hǎo nǐ zǎi xiàng de bìng zú kě yǐ shòu sān pǐn guān, zhì hǎo zhèn de bìng jìng rán shòu bù dé wǔ pǐn guān?" Biàn yī zhǐ xià lìng, fēng zhāng mǒu wéi "sān pǐn wén guān".

Xiǎo xiǎo yī wèi bì bá, zài fēng jiàn shè huì lǐ jū rán chéng le shēng guān de qiāo mén zhuān.

(Lín Yǔdòng zhāi zì《Zhōng Yào De Gù Shì》)

Long Pepper Fruit (*Piperis Longi Fructus*)

Emperor Taizong (also called Tang Taizong) in Tang Dynasty (627—650) once suffered from diarrhea badly, and all kinds of medical treatments were ineffective, so he issued an imperial edict to search for medical recipes (herbal formulas). A doctor named Zhang offered one: boil Long Pepper Fruit with milk. When Tang Taizong drank it, it successfully cured his diarrhea.

Emperor Taizong was overjoyed and ennobled Zhang with the title "official of the fifth rank." However, the Prime Minister Wei Zheng was jealous and didn't execute the ennoblement. The Emperor wanted an explanation when he learned of this. Wei Zheng's excuse was: "I was not sure whether to ennoble him as a civil official or military officer."

Emperor Taizong was furious: "A doctor who cured your disease would be awarded the official position of the third rank, why not my doctor" Then he sealed an order that awarded Zhang the civil official position of the third rank.

It's really amazing that the little Long Pepper Fruit could be a stepping-stone to the nobility and promotion in a feudal society.

(From *Stories of Chinese Materia Medica*)

(Translator Lin Yudong)

Glossary

diarrhea [daiə'riə] *n*. 腹泻
ennoble [i'nəubl] *vt*. 授予爵位
execute ['eksikjuːt] *vt*. 执行
civil official 文官
military officer 武官
stepping-stone 敲门砖
feudal ['fjuːdl] *adj*. 封建制度的

雷丸

商人杨某得了一种怪病：每当他一开口说话，肚子就会隐约发出声音，将他的话重复一遍。

一个老和尚告诉他："你这是染上了'应声虫'病，只要拿起《本草经》，把所有的药念过一遍，念到哪一味药，应声虫不敢回应，就吃这味药治疗。"

杨某按老和尚所说，一味味药念下来，应声虫也一一回应，直到念到雷丸时，应声虫没了声响。杨某于是赶紧到药房抓了雷丸吃，果然治好了这个"心腹大患"。

（林宇栋摘自《中药的故事》）

Léi Wán

Shāng rén Yáng mǒu dé lé yī zhǒng guài bìng：měi dāng tā yī kāi kǒu shuō huà, dù zi jiù huì yǐn yuē fā chū shēng yīn, jiāng tā de huà chóng fù yī biàn.

Yī gè lǎo hé shàng gào sù tā："Nǐ zhè shì rǎn shàng le 'yìng shēng chóng' bìng, zhǐ yào ná qǐ《Běn Cǎo Jīng》, bǎ suǒ yǒu de yào niàn guò yī biàn, niàn dào nǎ yī wèi yào, yìng shēng chóng bù gǎn huí yìng, jiù chī zhè wèi yào zhì liáo."

Yáng mǒu àn lǎo hé shàng suǒ shuō, yī wèi wèi yào niàn xià lái, yìng shēng chóng yě yī yī huí yìng, zhí dào niàn dào léi wán shí, yìng shēng chóng méi lé shēng xiǎng. Yáng mǒu yú shì gǎn jǐn dào yào fáng zhuā le léi wán chī, guǒ rán zhì hǎo le zhè ge "xīn fù dà huàn".

（Lín Yǔdòng zhāi zì《Zhōng Yào De Gù Shì》）

Fruiting Body of Omphalia (*Omphaliae*)

A business man named Yang once had a weird disease: whenever he spoke, a faint voice could be heard coming from his abdomen that repeated whatever he said.

An old monk told him, 'you are infected a disease of a 'yesman' (echo worm). If you read aloud all the herbs in the (*Shen Nong's*) *Herbal Classic* you can treat your disease by taking the herb which the yesman dares not respond to.'

Yang followed the direction of old monk. The echo worm responded one by one as before until Yang read the word "Omphaliae". Yang then rushed to the pharmacy to buy the herb, which expelled the echo worm as expected.

(From *Stories of Chinese Materia Medica*)

(Translator Lin Yudong)

Glossary

weird [wiəd] *adj*. 怪诞的,超自然的   *n*. 命运,厄运
herb [hə:b] *n*. 草,草本植物;药草,香草;牧草
pharmacy ['fɑːməsi] *n*. 药房;配药学,药学
yesman ['jesˌmæn] *n*. 应声虫
Shen Nong's Herbal Classic《神农本草经》

天麻

相传神农采药时，天麻很不好采挖。一次，神农偶然挖到了天麻，正要用手拿起来细看，一转眼就不见了。

神农不甘心，几乎把山坡都挖遍了，终于找到了它。这次神农早有准备，一见天麻露面，就一竹剑扎了下去，这下天麻再也跑不了了。因它野性难改，喜欢在大山里跑动，所以后来天麻也就有了"仙人脚"的美称。

（林宇栋摘自《中药的故事》）

Tiān Má

Xiāng chuán Shén Nóng cǎi yào shí, tiān má hěn bù hǎo cǎi wā. Yī cì, Shén Nóng ǒu rán wā dào le tiān má, zhèng yào yòng shǒu ná qǐ lái xì kàn, yī zhuǎn yǎn jiù bù jiàn le.

Shén Nóng bù gān xīn, jī hū bǎ shān pō dōu wā biàn le, zhōng yú zhǎo dào le tā. Zhè cì Shén Nóng zǎo yǒu zhǔn bèi, yī jiàn tiān má lòu miàn, jiù yī zhú jiàn zhā le xià qù, zhè xià tiān má zài yě pǎo bù liǎo le. Yīn tā yě xìng nán gǎi, xǐ huān zài dà shān lǐ pǎo dòng, suǒ yǐ hòu lái tiān má yě jiù yǒu le "xiān rén jiǎo" de měi chēng.

（Lín Yǔdòng zhāi zì《Zhōng Yào De Gù Shì》）

Gastrodia Rhizome (*Gastrodiae Rhizoma*)

It was said that the Gastrodia Rhizome was difficult to dig up. Once, Shen Nong happened to find one, but just as he tried to have a good look at it，the Gastrodia Rhizome disappeared.

Shen Nong did not give up. He almost dug up the whole mountain before he finally found it. This time Shen Nong was well prepared. As soon as the Gastrodia Rhizome appeared he stuck a bamboo sword into it and successfully caught it. Since then the Gastrodia Rhizome has never changed its wild nature，and people name it as "Fairy foot" because it easily moved all over the mountain.

（From *Stories of Chinese Materia Medica*）

（Translator Lin Yudong）

Glossary

tuber ['tjuːbə] *n*.（植物的）块茎；结节

stuck [stʌk] *vt*. & *vi*. 粘贴；张贴

sword [sɔːd] *n*. 剑，刀；武力，战争；兵权，权力

appear [ə'piə] *vi*. 出现，显现

西洋参

17 世纪 90 年代,康熙皇帝为了表示对祖先发祥地的崇敬,曾诏令禁止在长白山采伐森林,如有违抗,轻则充军,重则处死。

禁令造成人参供应的紧张,从而使得北美西洋参流入我国。

西洋参经贩运到中国可换得大量黄金。因此,它在北美一直有"绿色黄金"的美称。

(林宇栋摘自《中药传奇》)

Xī Yáng Shēn

17 Shìjì 90 nián dài, Kāng Xī Huángdì wèi le biǎo shì duì zǔ xiān fā xiáng dì de chóng jìng, céng zhào lìng jìn zhǐ zài Chángbái Shān cǎi fá sēn lín, rú yǒu wéi kàng, qīng zé chōng jūn, zhòng zé chǔ sǐ.

Jìn lìng zào chéng rén shēn gǒng yìng de jǐn zhāng, cóng ér shǐ dé běi měi de xī yang shēn liú rù wǒ guó.

Xī yang shēn jīng fàn yùn dào zhōng guó kě huàn dé dà liàng huáng jīn. Yīn cǐ tā zài běi měi yì zhí yǒu "lǜ sè huáng jīn" de Měi chēng.

(Lín Yǔdòng zhāi zì《*Zhōng Yào Chuán Qí*》)

American Ginseng Root (*Panacis Quinquefolii Radix*)

In the 1690s, Emperor Kang Xi issued an imperial edict to ban felling forest in Changbai Mountain in order to show respect to the birthplace of his ancestors. Whoever dared to disobey the rule would be sent into exile, or even be executed.

The prohibition caused a shortage of ginseng, and in so doing enabled the import of American ginseng.

By importing American ginseng to China, businessmen earned large amounts of gold, and that's how American ginseng got the reputation of "green gold" in North America.

（From *Legends of Chinese Materia Medica*）

（Translator Lin Yudong）

Glossary

fell ［fel］ *vt*. 砍伐

exile ［'eksail］ *n*. 充军

execute ［'eksikjuːt］ *vt*. 处死

disobey ［disə'bei］ *vt*. & *vi*. 不服从,不顺从

ginseng ［'dʒinseŋ］ *n*. 人参,高丽参

丁香

史料记载,汉代宫郎在皇帝面前开口讲话口中必含丁香,以免口中臭气引起皇帝不快。

沈括《梦溪笔谈》载:"三省故事郎官口含鸡舌香,欲奏其事,对答其气芬芳。此正谓丁香治口气,至今方书为然。"

（林宇栋摘自《中药趣话》）

Dīng Xiāng

Shǐ liào jì zǎi, Hàn dài gōng láng zài Huángdì miàn qián kāi kǒu jiǎng huà, kǒu zhōng bì hán dīng xiāng, yǐ miǎn kǒu zhōng chòu qì yǐn qǐ Huángdì bù kuài.

Shén Kuò《Mèng Mī Bǐ Tán》zhōng yǒu zài:"Sān shěng gù shì láng guān kǒu hán jī shé xiāng, yù zòu qí shì, duì dá qí qì fēn fāng. Cǐ zhèng wèi dīng xiāng zhì kǒu qì, zhì jīn fāng shū wéi rán."

（Lín Yǔdòng zhāi zì《Zhōng Yào Qù Huà》）

Clove (*Caryophylli Flos*)

It was historical records that the officials had to keep a piece of clove in their mouth when they spoke with the emperor in Han Dynasty, because clove can eliminate bad breath to avoid displeasure of the emperor.

Shen Kuo (1031—1095) described it in his book of *Dream Pool Essays* (1088), "An official once kept clove in his mouth when he reported to the king and the sweet smell diffused from his mouth. The story tells us that clove can eliminate bad breath, which is still recorded in today's medical formulary."

(From *Witticism of Chinese Materia Medica*)

(Translator Lin Yudong)

Glossary

official [əˈfiʃ(ə)l] *n*. 行政官员；*adj*. 官方的；公职的；官气十足；正式的

bad breath 口臭

diffuse [diˈfjuːs] *vt*. 扩散

medical formulary 方书

formulary [ˈfɔːmjuləri] *n*. 公式集，处方一览表，公式；*adj*. 规定的

藜芦

　　有一妇,病风痫,从六七岁因惊风得之。自后三二年,间一二作,至五七年,五七作,逮三十余岁至四十岁,日作或一日十余作,以至昏痴健忘,求死而已。

　　会兴定岁大饥,遂采百草而食,于水濒采一种草,状若葱属,泡蒸而食之。食讫,向五更觉心中不安,吐涎如胶,连日不止,约一二斗,汗出如洗,初昏困,后三日,轻健非曩之比,病去食进,百脉皆和。

　　省其所食,不知何物。访问诸人,乃憨葱苗也。憨葱苗者,《本草》所谓藜芦苗是也。《图经》云:"藜芦苗吐风病。此亦偶得吐法耳!"

　　　　　　　(丛忆蕾摘自《儒门事亲·偶有所遇厥疾获瘳记十一》)

Lí Lú

　　Yǒu yī fù, bìng fēng xián, cóng liù qī suì yīn jīng fēng dé zhī. Zì hòu sān èr nián, jiān yī èr zuò, zhì wǔ qī nián, wǔ qī zuò, dài sān shí yú suì zhì sì shí suì, rì zuò huò yī rì shí yú zuò, yǐ zhì hūn chī jiàn wàng, qiú sǐ ér yǐ.

　　Huì Xìng dìng suì dà jī, suì cǎi bǎi cǎo ér shí, yú shuǐ bīn cǎi yī zhǒng cǎo, zhuàng ruò cōng shǔ, pào zhēng ér shí zhī. Shí qì, xiàng wǔ gēng jué xīn zhōng bù ān, tǔ xián rú jiāo, lián rì bù zhǐ, yuē yī èr dǒu, hàn chū rú xǐ, chū hūn kùn, hòu sān rì, qīng jiàn fēi nǎng zhī bǐ, bìng qù shí jìn, bǎi mài jiē hé.

　　Xing qí suǒ shí, bù zhī hé wù. Fǎng wèn zhū rén, nǎi hān cōng miáo yě. Hān cōng miáo zhě,《Běn Cǎo》suǒ wèi lí

lú miáo shì yě.《Tú Jīng》yún: "Lí lú miáo tǔ fēng bìng. Cǐ yì
ǒu dé tǔ fǎ ěr!"

(Cóng Yìlěi zhāi zì《Rú Mén Shì Qīn · Ǒu Yǒu Suǒ Yù
Jué Jí Huò Chōu Jì shí Yī》)

Veratrum Root and Rhizome (*Veratri Nigri Radix et Rhizoma*)

A woman had been ill with epilepsy that first seizure at
the age of 6 or 7 year old. Since than, the disease worsened
and her seizures became more and more frequent attack. At
the age of 40, she had seizures everyday. She became dull
and forgetful, and could only think about death.

It was the time of the great famine of the Xingding years
(1217—1222), and she relied on different kinds of weeds for
food. One day she found a scallion-like weed near the
riverside. She cooked and ate it. Early the next moring her
stomach felt uncomfortable, and then she vomited around
one or two cups of sticky phlegm. This continued for three
days, during which time she kept sweating and felt drowsy,
until finally she recovered her health and was free from epilepsy.

She did not know what she had eaten, and asked others
what the weed was. Someone told her that the *Materia
Medica* called it hellebore. According to the book *Map of the
Channels*: "Hellebore's emetic properties could cure epilepsy.
Who would have guessed she could have cured her epilepsy by
puking!"

(From *Confucians' Duties to Their Parents · Record 11*)

(Translator Cong Yilei)

Glossary

hellebore ['helibɔ:] *n*. 藜芦
epilepsy ['epilepsi] *n*. 癫痫
scallion ['skæliən] *n*. 青葱
drowsy ['drauzi] *adj*. 昏昏欲睡的

浮萍

北宋时，东京汴梁开挖河道，曾挖出一块石碑，上面密密麻麻用梵文篆刻着一首诗，经辨认翻译，乃是一个治风的单方，方名叫"祛风丹"。

诗的内容是：

> 天生灵草无根干，
> 不生山间不在岸，
> 始因飞絮逐东风，
> 泛梗青青飘水面，
> 神仙一味去沉疴，
> 采时须在七月半，
> 选甚瘫风与大风，
> 些小微风都不算，
> 豆淋酒化服三丸，
> 铁柱头上也出汗。

短短十句小诗，把浮萍的生长环境、植物形态、采收时日、功效主治、剂型、用量、服法等内容概括得如此完全，也可称得上是药诗中的一绝了。

（丛忆蕾摘自《中药趣话》）

Fú Píng

Běi sòng shí, Dōngjīng Biànliáng kāi wā hé dào, céng wā chū yī kuài shí bēi, shàng miàn mì mì má má yòng fàn wén zhuàn kè zhe yī shǒu shī, jīng biàn rèn fān yì, nǎi shì yī gè zhì fēng de dān fāng, fāng míng jiào "Qū fēng dān".

Shī de nèi róng shì:

Tiān shēng líng cǎo wú gēn gàn,
Bù shēng shān jiān bù zài àn,
Shǐ yīn fēi xù zhú dōng fēng,
Fàn gěng qīng qīng piāo shuǐ miàn,
Shén xiān yī wèi qù chén kē,
Cǎi shí xū zài qī yuè bàn,
Xuǎn shén tān fēng yǔ dà fēng,
Xiē xiǎo wēi fēng dōu bù suàn,
Dòu lín jiǔ huà fú sān wán,
Tiě zhù tóu shàng yě chū hàn.

Duǎn duǎn shí jù xiǎo shī, bǎ fú píng de shēng zhǎng huán jìng, zhí wù xíng tài, cǎi shōu shí rì, gong xiào zhǔ zhì, jì xíng, yòng liàng, fú fǎ děng nèi róng gài kuò dé rú cǐ wán quán, yě kě chēng dé shàng shì yào shī zhōng de yī jué le.

(Cóng Yìlěi zhāi zì《Zhōng Yào Qù Huà》)

Spirodela, Duckweed (*Spirodelae Herba*)

In the Northern Song Dynasty (960—1127), the people of the eastern capital of Bianliang, present-day Kaifeng City in Henan Province, were digging some irrigation channels when they unearthed a stele. The stele was carved with a poem in Sanskrit. The poem described a single-herb formula called "Getting Rid of Wind Pills" that cured diseases caused by pathogenic wind.

Here is the poem:

Magical weeds with no root or stem,
Growing not on the mountain or the riverside,
Sown softly by the spring wind,
Turning the water surface green,
Magical weeds that cure serious diseases
Be harvested in midsummer.
Diseases caused by pathogenic wind,
From colds, to rashes, to strokes,
By making them into pills and taking it with black bean liquor,
Patients sweat all over and the wind is gone.

The little poem is a good example of mnemonic verses for herbs. It perfectly sums up the duckweeds appearance, its growing environment, harvesting time, its indications and functions as well as the dosage.

(From *Witticism of Chinese Materia Medica*)

(Translator Cong Yilei)

Glossary

duckweed ['dʌkwiːd] *n.* 浮萍；水萍
stele [stiːl] *n.* 石碑
sanskrit ['sænskrit] *n.* 梵文

大血藤（红藤）

洪迈《夷坚志》云："赵子山苦寸白虫病。医令戒酒，而素性耽之。"

一日寓居邵武天王寺，夜半醉归，口渴甚。见庑间瓮水，映月莹然，即连酌饮之，其甘如饴。

迨晓，虫出盈席，心腹顿宽，宿疾遂愈。皆惊异之，视所饮水，乃寺仆织草履，浸红藤根水也。

（丛忆蕾摘自《本草纲目·草部》）

Dǎ Xuè Téng (Hóng Téng)

Hóng Mài《Yí Jiān Zhì》yún："Zhào Zishān kǔ cùn bái chóng bìng. Yī lìng jiè jiǔ, ér sù xìng dān zhī."

Yī rì yù jū Shào Wǔ Tiān Wáng Sì, yè bàn zuì guī, kǒu kě shèn. Jiàn wǔ jiān wèng shuǐ, yìng yuè yíng rán, jí lián zhuó yǐn zhī, qí gān rú yí.

Dài xiǎo, chóng chū yíng xí, xīn fù dùn kuān, sù jí suì yù. Jiē jīng yì zhī, shì suǒ yǐn shuǐ, nǎi sì pú zhī cǎo lǚ, jìn hóng téng gēn shuǐ yě.

(Cóng Yìlěi zhāi zì《Běn Cǎo Gāng Mù · Cǎo Bù》)

Sargentodoxa Vine (*Sargentodoxae Caulis*)

Recorded in the *Tales of Yi Jian* by Hong Mai (1123—1202) Zhao Zishan had tapeworm. His doctors had told him to quit alcohol, but he really liked drinking and didn't follow their advice.

One day, he was staying at the Tianwang Temple in Shaowu. It was midnight when he was on his way back to his room after drinking, and he felt very thirsty. He saw a big jar of water near a house with a clear reflection of the moon in it. He drank the water all at once and it was sweet like syrup.

The next morning, he found tapeworms that had come out of his body were strewn all over the mat, and he felt comfortable and healthy. His companions were surprised. They looked into the water jar and found that it had been soaking the sargentodoxa root, which a servant of the temple was using to make straw sandals.

(From *The Great Pharmacopoeia · Grasses Section*)

(Translator Cong Yilei)

Glossary

tapeworm ['teipwəːm'] *n*. 绦虫病
strewn [struːn] *vt*. 散播；撒满
mat [mæt] *n*. 席子
straw sandal 草鞋

预知子

　　从前有个放羊娃，年复一年地在一座山上放羊。山上气候潮湿，树木茂盛，杂草丛生，毒虫遍地。放羊娃常常在毫无防备的情况下，被突如其来的毒虫咬伤，真是又恐惧又痛苦。

　　他幻想如果有一种东西带在身上，遇到毒虫时能事先报个信，那该多好。后来他留心观察，终于发现了一种遇到毒虫就能发出啪啪响声的皂荚类植物，他便整日将它带在身上，从此再没有被毒虫咬伤过。因为这种东西能够预先知道毒虫的到来，他就称它为"预知子"。

（丛忆蕾摘自《中药趣话》）

Yù Zhī Zǐ

　　Cóng qián yǒu gè fàng yáng wá, nián fù yī nián de zài yī zuò shān shàng fàng yáng. Shān shàng qì hòu cháo shī, shù mù mào shèng, zá cǎo cóng shēng, dú chóng biàn dì. Fàng yáng wá cháng cháng zài háo wú fáng bèi de qíng kuàng xià, bèi tū rú qí lái de dú chóng yǎo shāng, zhēn shì yòu kǒng jù yòu tòng kǔ.

　　Tā huàn xiǎng rú guǒ yǒu yī zhǒng dōng xī dài zài shēn shàng, yù dào dú chóng shí néng shì xiān bào gè xìn, nà gāi duō hǎo. Hòu lái tā liú xīn guān chá, zhōng yú fā xiàn le yī zhǒng yù dào dú chóng jiù néng fā chū pā pā xiǎng shēng de zào jiá lèi zhí wù, tā biàn zhěng rì jiāng tā dài zài shēn shàng, cóng cǐ zài méi yǒu bèi dú chóng yǎo shāng guò. Yīn wèi zhè zhǒng dōng xī néng gòu yù xiān zhī dào dú chóng de dào lái, tā jiù chēng tā wéi "yù zhī zi".

Akebia Fruit（*Akebiae Fructus*）

There once was a shepherd boy, who herded sheep on a hill year after year. The climate on the hill was damp and humid with lush trees, overgrown weeds and poisonous insects everywhere. The shepherd was defenseless against the insects. He was often bitten painfully and felt fear.

He wished he could find something that could forewarn him if there were poisonous insects around. He looked and observed carefully for some time, and finally found an acacia plant which warned him of insects with a flapping sound. Since then, he carried it with him all the time and was no longer bitten or poisoned. Because the plant seemed to anticipate poinsonous insects, he named it "predicting fruit" (yù zhī zǐ).*

（From *Witticism of Chinese Materia Medica*）

（Translator Cong Yilei）

Glossary

shepherd boy 牧童
poisonous [ˈpɔizənəs] *adj*. 有毒的；恶毒的；讨厌的
acacia [əˈkeiʃə] *n*. 阿拉伯树胶；刺槐；金合欢属植物
anticipate [ænˈtisiˈpeit] *vt*. 预期，期望；占先，抢先；提前使用

---

　* Akebia fruit has another Chinese name：八月札 bā yuè zhā

山楂

据说南宋绍熙年间,宋光宗最宠爱的妃子病了,面黄肌瘦,不思饮食。御医用了很多贵重药品,都不见效。于是,宋光宗张榜招医。

一位江湖郎中揭榜进宫,为贵妃诊脉后说:"只要将山楂与红糖煎熬,每饭前吃5～10枚,半月后,病准好。"

贵妃按此法服用后,果然不久病愈。后来,这种酸脆香甜的蘸糖山楂传入民间,就成了冰糖葫芦。

(丛忆蕾摘自《中药趣话》)

Shān Zhā

Jù shuō nán sòng Shào Xī nián jiān, Sòng Guāngōng zuì chǒng ài de fēi zi bìng le, miàn huáng jī shòu, bù sī yǐn shí. Yù yī yòng le hěn duō guì zhòng yào pǐn, dōu bù jiàn xiào. Yú shì, Sòng Guāngzōng zhāng bǎng zhāo yī.

Yī wèi jiāng hú láng zhōng jiē bǎng jìn gōng, wèi guì fēi zhěn mài hòu shuō: "Zhǐ yào jiāng shān zhā yǔ hóng táng jiān áo, měi fàn qián chī 5～10 méi, bàn yuè hòu, bìng zhǔn hǎo."

Guì fēi àn cǐ fǎ fú yòng hòu, guǒ rán bù jiǔ bìng yù. Hòu lái, zhè zhǒng suān cuì xiāng tián de zhàn táng shān zhā chuán rù mín jiān, jiù chéng le bīng táng hú lu.

(Cóng Yìlě zhāi zì《Zhōng Yào Qù Huà》)

Crataegus Fruit, Hawthorn Fruit (*Crataegi Fructus*)

It is said that during the Shaoxi years (1190—1194) in Southern Song Dynasty, the Emperor's favourite concubine was sick. She became pale and thin, and was not eating anything. The Emperor's doctor tried many precious medicines, but none of them worked. So the Emperor broadcast an announcement to the public seeking capable doctors.

A folk doctor answered the post and went to the palace. After feeling the concubine's pulse he said, "So long as she eats 5～10 hawthorns fruits with brown sugar before every meal, she will recover in half a month."

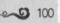

The concubine followed his advice, and soon recovered. Later on, the delicious sweet and sour hawthorns fruits were introduced to the people and became the famous sugar-coated haws.

(From *Witticism of Chinese Materia Medica*)

(Translator Cong Yilei)

Glossary

hawthorn [ˈhɔːθɔːn] *n*. 山楂

concubine [ˈkɔŋkjubain] *n*. 妃子

马齿苋

据明代大药学家李时珍考证，马齿苋是因"其叶比并如马齿，而性滑利似苋"得名。古往今来，人们还爱叫它"太阳草""报恩草"。

传说二郎神杨戬威武雄壮，肩担两山，追赶太阳，直逼得太阳躲在马齿苋的茎叶之下，才得以逃生。为了报答马齿苋的救命之恩，太阳从此不肯晒马齿苋。

每逢盛夏，其他植物都没精打采，垂头丧气，唯独马齿苋绿油油的，生气盎然，并且开花吐蕊，结籽繁殖。这就是"太阳草""报恩草"之名的由来。

（丛忆蕾摘自《中药趣话》）

Mǎ Chǐ Xiàn

Jù Míng dài dà yào xué jiā Lǐ Shízhēn kǎo zhèng, mǎ chǐ xiàn shì yīn "qí yè bǐ bìng rú mǎ chǐ, ér xìng huá lì shì xiàn" dé míng. Gǔ wǎng jīn lái, rén men hái ài jiào tā "tài yáng cǎo" "bào'ēn cǎo".

Chuán shuō Èr láng shén Yáng Jiǎn wēi wǔ xióng zhuàng, jiān dān liǎng shān, zhuī gǎn tài yáng, zhí bī dé tài yáng duǒ zài mǎ chǐ xiàn de jīng yè zhī xià, cái dé yǐ táo shēng. Wèi le bào dá mǎ chǐ xiàn de jiù mìng zhī ēn, tài yáng cóng cǐ bù kěn shài mǎ chǐ xiàn.

Měi féng shèng xià, qí tā zhí wù dōu méi jīng dǎ cǎi, chuí tóu sàng qì, wéi dú mǎ chǐ xiàn lù yóu yóu de, shēng qì àng rán, bìng qiě huā kāi tǔ ruǐ, jié zi fán zhí. Zhè jiù shì "tài yáng cǎo" "bào ēn cǎo" zhī míng de yóu lái.

Purslane (*Portulaca Herba*)

According to Li Shizhen, the great pharmacist in Ming Dynasty (1368—1644), verified that Purslane is so-named because "its dicotyledonous leaves look like horse's teeth (mǎ chǐ) and its herbal nature is lubricating and diuretic like amaranth". However, through the ages, people have also called it "sun grass"or "grass of gratitude".

Legend has it that Yang Jian, aka Er lang shen (a powerful god with 3 eyes), put two mountains on his shoulders and ran after the sun, but the sun was able to escape by hiding behind a Purslane. Since then, and to repay the Purslane, the sun has never shone upon it.

So every summer, when other plants are dry and dead-alive under the sunlight, Purslanes are green, vibrant and lush with flowers and fruits. That's why purslane is called "sun grass"or "grass of gratitude".

(From *Witticism of Chinese Materia Medica*)

(Translator Cong Yilei)

Glossary

purslane ['pə:slin] *n*. 马齿苋
dicotyledonous [ˌdaikɑtlidnəs] *adj*. 双子叶的
lubricat ['lu:briˌkeit] *v*. 润滑,涂油;加润滑油
diuretic [daiju'retik] *n*. 利尿剂
amaranth ['æmərænθ] *n*. 紫红色;不凋花;苋属植物,苋菜

车前草

　　说起车前草的名字,历史上还有一段有意义的传说。汉代名将霍去病在一次抗击匈奴的战争中,由于地理生疏,全军被围困在一个荒漠地带。时值盛夏,天晴无雨,夜无甘露,由于缺水,时间一长,将士们纷纷病倒,出现小便淋漓、尿赤尿痛、面部浮肿等症状。对此,霍去病很是焦虑。

　　一部将偶然发现所有的战马都安然无恙,经他细细观察,原来这些战马都吃了生长在战车前面的一种无名野草。他把这一情况上报,霍去病立即命令所有将士都用这种野草煎汤喝。果然,病情很快得到了控制。霍去病摘起一株野草,仰天大笑:"好一个车前草! 真乃天助我也!"从此,车前草就这样出了名。

(丛忆蕾摘自《中药趣话》)

Chē Qián Cǎo

　　Shuō qǐ chē qián cǎo de míng zì, lì shǐ shàng hái yǒu yī duàn yǒu yì yì de chuán shuō. Hàn dài míng jiàng Huò Qùbìng zài yīcì kàng jí xiōng nú de zhàn zhēng zhōng, yóu yú dì lǐ shēng shū, quán jūn bèi wéi kùn zài yī gè huāng mò dì dài. Shí zhí shèng xià, tiān qíng wú yǔ, yè wú gān lù, yóu yú quē shuǐ, shí jiān yī cháng, jiàng shì men fēn fēn bìng dǎo, chū xiàn xiǎo biàn lín lí, niào chì niào tòng, miàn bù fú zhǒng děng zhèng zhuàng. Duì cǐ, Huò Qùbìng hěn shì jiāo lù.

　　Yī bù jiāng ǒu rán fā xiàn suǒ yǒu de zhàn mǎ dōu ān rán wú yàng, jīng tā xì xì guān chá, yuán lái zhè xiē zhàn mǎ dōu chī le shēng zhǎng zài zhàn chē qián miàn de yī zhǒng wú míng yě cǎo. Tā bǎ zhè yī qíng kuàng shàng bào, Huò Qùbìng lì jí mìng lìng suǒ yǒu jiàng shì dōu yòng zhè zhǒng yě cǎo jiān tāng hē. Guǒ rán, bìng qíng hěn kuài dé dào le kòng zhì. Huò Qùbìng zhāi qǐ yī zhū yě cǎo, yang tiān dà xiào: "Hǎo yī gè chē qián cǎo! Zhēn nǎi tiān zhù wǒ yě!" Cóng cǐ, chē qián cǎo jiù zhè yàng chū le míng.

(Cóng Yìlè zhāi zì《*Zhōng Yào Qù Huà*》)

Plantago (*Plantaginis Herba*)

The meaning of the (Chinese) name for the plantain is related to an historical story. Huo Qubing was a famous general of the Han Dynasty (206 BCE—220), and he and his army were lost and besieged in a desert during a battle against the Huns. It was midsummer and the days were very hot with no rain or night-time dew. In time, the lack of water caused his soldiers to become sick one after another with symptoms of stranguria, hematuria, urodynia, facial edema and other symptoms. This caused Huo Qubing great concern.

One day, a soldier noticed that all the horses were safe and well, and when he observed them carefully, he found out that they were eating some nameless grass growing in front of the chariots. He reported this to General Huo, who immediately ordered that the whole army should drink a decoction made from the grass. Sure enough, the diseases were quickly under control. Huo Qubing picked a piece of the grass and laughed, "What a good grass growing in front of the chariots (chē qián cǎo)! God has helped me!" From then on, the plantain became famous in China.

（From *Witticism of Chinese Materia Medica*）

（Translator Cong Yilei）

Glossary

plantain ['plæntin] *n*. 车前草

stranguria *n*. 小便淋漓,小便涩痛

hematuria [hi:mə'tjuriə] *n*. 血尿

urodynia 尿痛

edema [i'di:mə] *n*. 水肿

chariot ['tʃæriət] *n*. 战车

牛蒡

牛蒡不仅在医药卫生方面有一定的贡献,在世界文坛伟大作家笔下,也有它的名字。俄国作家列夫·托尔斯泰在 1896 年 7 月 19 日的日记中,有这样一段话:

"昨天,我走在翻耕过两次的休闲地上,放眼四望,除开黑油油的土地,看不见一根绿草。尘土飞扬,灰蒙蒙的大道旁却长着一棵牛蒡,只见上面绽放出三根枝芽,一根已经折断,一朵乌涂涂的小白花垂悬着。本来淡红色的花,经过日晒,显得是那么苍白;另一根也受到了损伤,污秽不堪,颜色发黑,脏乎乎的茎秆还没有断;第三根挺立着,倾向一边,虽也让尘土染成黑色,看起来却那么鲜活,枝芽里泛溢出红光。这时候,我回忆起哈泽·穆拉特来,于是产生了写作的愿望。把生命坚持到最后一息,虽然整个田野里就剩下它孤单单的一个,但它还是坚持住了生命。"

(丛忆蕾摘自《中药趣话》)

Niú Bàng

Niú bàng bù jǐn zài yī yào wèi shēng fāng miàn yǒu yī dìng de gòng xiàn, zài shì jiè wén tán wěi dà zuò jiā bǐ xià, yě yǒu tā de míng zì. É Guó zuò jiā Liè fū · Tuō ěr sī tài zài 1896 nián 7 yuè 19 rì de rì jì zhōng, yǒu zhè yàng yī duàn huà:

"Zuó tiān, wǒ zǒu zài fān gēng guò liǎng cì de xiū xián dì shàng, fàng yǎn sì wàng, chú kāi hēi yóu yóu de tǔ dì, kàn bù jiàn yī gēn lù cǎo. Chén tǔ fēi yáng, huī méng méng de dà dào páng què zhǎng zhe yī kē niú bàng, zhǐ jiàn shàng miàn zhàn fàng chū sān gēn zhī yá, yī gēn yǐ jīng zhé duàn, yī duǒ wū tú tú de xiǎo bái huā chuí xuán zhe. Běn lái dàn hóng sè de huā, jīng guò rì shài, xiǎn dé shì nà me cāng bái; lìng yī gēn yě shòu dào le sǔn shāng, wū huì bù kān, yán sè fā hēi, zàng hū hū de jīng gǎn hái méi yǒu duàn; dì sān gēn tǐng lì zhe, qīng xiàng yī biān, suī yě ràng chén tǔ rǎn chéng hēi sè, kàn qǐ lái què nàme xiān huó, zhī yá lǐ fàn yì chū hóng guāng. Zhè shí hòu, wǒ huí yì qǐ Hā zé·Mù lā tè lái, yú shì chǎn shēng le xiě zuò de yuàn wàng. Bǎ sheng mìng jiān chí dào zuì hòu yī xī, suī rán zhěng gè tián yě lǐ jiù shèng xià tā gū dān dān de yī gè, dàn tā hái shì jiān chí zhù le shēng mìng. "

(Cóng Yìlě zhāi zì《*Zhōng Yào Qù Huà*》)

Arctium (*Arctium lappa L.*)

Burdock not only is a kind of traditional Chinese herb, but it was also mentioned by one of the world's great authors. On July 19th 1896, the Russian writer Leo Tolstoy wrote about it in his diar:

"Yesterday, I walked on the twice-plowed field and there was nothing but black earth as far as the eye could see, no green grass at all, and on the edge of the dusty grey road there grew a bush of burdock. It had 3 off-shoots: one was broken with its soiled white flower hanging there, bespattered with black dirt, its stem bent and soiled, originally they had been red flowers that were now faded by the sunlight; Another was also damaged and blackened; the third shoot stuck out to the side and although it was also covered with dust, it was still alive and its flower was red in the centre. It reminded me of Hadji • Murad. It made me want to write. It asserts life to the end, alone in the midst of the whole field."

（From *Witticism of Chinese Materia Medica*）

（Translator Cong Yilei）

Glossary

burdock ['bɜːdɔk] *n*. 牛蒡
bespattered [bi'spætəd] *adj*. 溅污的

巴豆

　　世人皆知巴豆为著名峻下剂，然而古代医家也有反其道而行之者，将巴豆称作治泻痢良药。据毛祥麟《墨余录》记载：明代著名医家王肯堂，八十高龄患泄泻病，自治不愈。邑中诸医也遍治未效，迁延数月，病情日重，于是写信请李中梓为其诊治。

　　李中梓日夜兼程，来到肯堂病榻前，经过凭脉审证，终于弄清病变的症结在于前面诸医咸云年高体衰，故屡用补剂，愈补愈滞，治疗唯有采取"通因通用"治法。

　　由于王比李年长，名气也高，李颇有为难之处，于是便对王说："公体肥多痰，当有讯利荡涤，能勿疑乎？"王曰："当世之医，惟君与我。君定方，我服药，又何疑也？"李中梓便一反他医治法，遂用"巴豆霜一味"，下痰涎数升，其疾顿愈。两位名医相互敬重，彼此信任，一直被医林传为佳话。

（丛忆蕾摘自《中药趣话》）

Bā Dòu

　　Shì rén jiē zhī bā dòu wèi zhù míng jùn xià jì, rán'ér gǔ dài yī jiā yě yǒu fǎn qí dào ér xíng zhī zhě, jiāng bā dòu chēng zuò zhì xiè lì liáng yào. Jù Máo Xiánglín《Mò Yú Lù》jì zǎi: Míng dài zhù míng yī jiā Wáng Kěntáng, bā shí gāo líng huàn xiè xiè bìng, zì zhì bù yù. Yì zhōng zhū yī yě biàn zhì wèi xiào, qiān yán shù yuè, bìng qíng rì zhòng, yú shì xiě xìn qǐng Lǐ Zhōngzǐ wèi qí zhěn zhì.

　　Lǐ Zhōngzǐ rì yè jiān chéng, lái dào Kěntáng bìng tà qián, jīng guò píng mài shěn zhèng, zhōng yú nòng qīng bìng biàn de zhēng jié zài yú qián miàn zhū yī xián yún nián gāo tǐ shuāi, gù lǚ yòng bǔ jì, yù bǔ yù zhì, zhì liáo wéi yǒu cǎi qǔ "tōng yīn tōng yòng" zhì fǎ.

Yóu yú Wáng bǐ Lǐ nián zhǎng, míng qì yě gāo, Lǐ pō yǒu wéi nán zhī chù, yú shì biàn duì Wáng shuō: "Gōng tǐ féi duō tán, dāng yǒu xùn lì dàng dí, néng wù yí hū?" Wáng yuē: "Dāng shì zhī yī, wéi jūn yǔ wǒ. Jūn dìng fāng, wǒ fú yào, yòu hé yí yě?" Lǐ Zhōngzǐ biàn yī fǎn tā yī zhì fǎ, suì yòng "bā dòu shuāng yī wèi", xià tán xián shù shēng, qí jí dùn yù. Liǎng wèi míng yī xiāng hù jìng zhòng, bǐ cǐ xìn rèn, yī zhí bèi yī lín chuán wéi jiā huà.

(Cóng Yìlě zhāi zì《*Zhōng Yào Qù Huà*》)

Croton Seed (*Crotonis Fructus*)

Croton seed is famous as a strong purgative, and yet some ancient doctors (were known to use) used it to cure diarrhea. It was recored in the book of *Mo Yu Lu* written by Mao Xianglin' that Wang Kentang (1549—1613) suffered from diarrhea when he was elderly. Although Wang was a well known doctor in the Ming Dynasty (1368—1644), he was unable to cure himself, and neither could the other doctors in the county. After several months his condition worsened, so he wrote to Li Zhongzi asking him to treat the disease.

Li Zhongzi came to Kentang's place immediately, and by feeling the pulse and looking into the signs and symptoms he finally discovered the cause. All the previous doctors had used reinforcing drugs becaue they thought that Kentang was old and weak. But the more they used them the more serious the disease became, and Li realized that only purgatives could cure his diarrhea by method of "treating the diarrhetic disease with cathartics".

Because Wang was more famous, Li hesitated for a moment before asking: "Your constitution is phlegm-dampness, is it acceptable that I use purgatives?" Wang agreed immediately. Li applied the unique method of purgation, prescribing "defatted croton seed powder as the single drug", and Wang soon recovered. In this way these two outstanding physicians developed mutual respect and trust, which became a nice story in TCM circle.

(From *Witticism of Chinese Materia Medica*)

(Translator Cong Yilei)

Glossary

croton ['krəutən] *n*. 巴豆
purgative ['pəːgətiv] *n*. 泻药
diarrhea [daiə'riə] *n*. 腹泻
reinforcing drugs 补药
phlegm-dampness 痰湿

地龙

据传宋太祖赵匡胤登基不久，患了"缠腰蛇丹"，同时哮喘病也一起复发了。御医们绞尽脑汁，仍没有回春之术。

后来，一位河南府医官想起洛阳有位擅长治皮肤病的药铺掌柜，就上奏推荐他来京治病。他仔细看了太祖的病况，到殿角打开药罐，取出几条蚯蚓放在两个盘子里，撒上蜂糖，使其溶为水液，再用棉花蘸些涂在太祖患处，太祖立刻感到身上清凉舒适。然后，他又捧上另一盘蚯蚓汁，请太祖服下。

太祖惊问："这是何药？既可外用，又可内服？"他怕讲实话使太祖疑而不服，就随机应变地说："皇上是神龙下凡，民间俗药怎能奏效？这药叫地龙，以龙补龙，当能奏效。"

太祖听了非常高兴，就把药咽了下去。医治七日后，太祖的疱疹落，哮喘止。从此，地龙的名声与功能也就广泛地传开了。

（丛忆蕾摘自《中药趣话》）

Dì Lóng

Jù zhuán Sòng tài zǔ Zhào Kuāngyìn dēng jī bù jiǔ, huàn le "chán yāo shé dān", tong shí xiāo chuǎn bìng yě yī qǐ fù fā le. Yù yī men jiǎo jǐn nǎo zhī, réng méi yǒu huí chūn zhī shù.

Hòu lái, yī wèi Hénán Fǔ yī guān xiǎng qǐ Luòyáng yǒu wèi shàn cháng zhì pí fū bìng de yào pù zhǎng guì, jiù shàng zòu tuī jiàn tā lái jīng zhì bìng. Tā zǐ xì kàn le tài zǔ de bìng kuàng, dào diàn jiǎo dǎ kāi yào guàn, qǔ chū jǐ tiáo qiū yǐn fàng zài liǎng gè pán zi lǐ, sǎ shàng fēng táng, shǐ qí róng wéi shuǐ yè, zài yòng mián huā zhàn xiē tú zài tài zǔ huàn

chù, tài zǔ lì kè gǎn dào shēn shàng qīng liáng shū shì. Rán
hòu, tā yòu pěng shàng lìng yī pán qiū yǐn zhī, qǐng tài zǔ fú
xià.

Tài zǔ jīng wèn: "Zhè shì hé yào? Jì kě wài yòng, yòu
kě nèi fú?" Tā pà jiǎng shí huà shǐ tài zǔ yí ér bù fú, jiù suí jī
yìng biàn de shuō: "Huáng shàng shì shén lóng xià fán, mín
jiān sú yào zěn néng zòu xiào? Zhè yào jiào di lóng, yǐ lóng
bǔ lóng, dāng néng zòu xiào."

Tài zǔ tīng le fēi cháng gāo xìng, jiù bǎ yào yàn le xià
qù. Yǐ zhì qī rì hòu, tài zǔ de pào zhěn luò, xiào chuǎn zhǐ.
Cóng cǐ, di lóng de míng shēng yǔ gōng néng yě jiù guǎng
fàn de chuán kāi le.

(Cóng Yìlè zhāi zì《Zhōng Yào Qù Huà》)

Earthworm (*Pheretima*)

It was said that Zhao Kuangyin, the first emperor of the
Song Dynasty (960—1279) suffered from herpes zoster (also
called 'snake wrapped at the waist) with an asthma attack
together after he was enthroned. The emperor's physicians
tried everything to treat him but without success.

Later, a government medical officer from Henan
recommended a manager of drug store who was an expert in
the treatment of skin diseases. The dermatologist diagnosed
the emperor carefully and went to the corner of the room to
open a gallipot. He took out some earthworms and put them
on two plates with some honey to make them melt into
liquid. He applied the liquid to the affected part and soon the
emperor felt cool and comfortable. Then the dermatologist

requested that the emperor drink the liquid in the other plate.

The Emperor asked，"What kind of drug is this? How can it be used both externally and orally?" The dermatologist was afraid that the emperor would hesitate to take the dose if he knew the truth. So he made up a story that the drug was not an ordinary drug. "The emperor is the incarnation of the dragon（long）from the sky，so how can ordinary folk medicines work? This drug is a kind of dragon in the earth （dì long），and if we use the earth dragon to complement the Emperor Dragon，then it will work."

The Emperor was happy to hear that and he drank all the medicine. He recovered from the herpes and asthma after 7 days. Since then，the reputation and functions of di long have spread far and wide.

（From *Witticism of Chinese Materia Medica*）

（Translator Cong Yilei）

Glossary

Herpes zoster 带状疱疹
dermatologist [deːməˈtɔlədgist] *n*. 皮肤病医生
orally [ˈɔːrəli] *adv*. 口服地
incarnation [inkɑːˈneiʃen] *n*. 化身
gallipot [ˈgælipɔt] *n*. 药罐,陶罐;药剂师

第五章
方 剂 趣 闻

Fāng Jì Qù Wén

Chapter Five
Anecdotes about Formulas

白虎汤(《伤寒论》)

东汉时期巫医、道士到处胡乱行医,封建迷信活动猖獗。有一天,张仲景的一个徒弟对他说,有一个高热不退的患者经一道士捉"鬼",且服用了白虎大仙送的"仙药"后,高热立退。因此,四面八方的患者都去找这个道士治病,且治愈之人不在少数。张仲景听后,甚感惊奇,便嘱咐徒弟前去探查。

徒弟装病去道士那里弄来"仙药"后便交给了张仲景。他打开药包后发现这副药其实是由石膏、知母、甘草和粳米这四种药物组成,与其他庸医的香灰和纸灰药不同。他认为这可能是民间的一个验方,便尝试在临床中给一些高烧的患者服用,结果治愈了大量患者。

后来,张仲景将这个药方写进了其所著的《伤寒论》中。由于他的徒弟说道士称此药是白虎大仙给的,因此,该方被命名为"白虎汤"。

(何靖摘自《大众卫生报》)

Bái Hǔ Tāng (《*Shāng Hán Lùn*》)

Dōng Hàn shí qí wū yī, dào shi dào chù hú luàn xíng yī, fēng jiàn mí xìn huó dòng chāng jué. Yǒu yī tiān, Zhāng Zhòngjǐng de yī gè tú dì duì tā shuō, yǒu yī gè gāo rè bù tuì de huàn zhě jīng yī dào shi zhuō "guǐ", qiě fú yòng le bái hǔ dà xiān sòng de "xiān yào" hòu, gāo rè lì tuì. Yīn cǐ, sì miàn bā fāng de huàn zhě dōu qù zhǎo zhè gè dào shi zhì bìng, qiě zhì yù zhī rén bù zài shǎo shù. Zhāng Zhòngjǐng tīng hòu, shén gǎn jīng qí, biàn zhǔ fù tú dì qián qù tàn chá.

Tú dì zhuāng bìng qù dào shi nà lǐ nòng lái "xiān yào" hòu biàn jiāo gěi le Zhāng Zhòngjǐng. Tā dǎ kāi yào bāo hòu fā xiàn zhè fù yào qí shí shì yóu shí gāo, zhī mǔ, gān cǎo hé jīng mǐ zhè sì zhǒng yào wù zǔ chéng, yǔ qí tā yōng yí de xiáng huī hē zhǐ huī yào bù tóng. Tā rèn wéi zhè kě néng shì mín jiān de yī gè yàn fāng, biàn cháng shì zài lín chuáng zhōng gěi yī xiē gāo shāo de huàn zhě fú yòng. Jié guǒ zhì yù le dà liàng huàn zhě.

Hòu lái, Zhāng Zhòngjǐng jiāng zhè gè yào fāng xiě jìn le qí suǒ zhū de《Shāng Hán Lùn》zhōng. Yóu yú tā de tú dì shuō dào shi chēng cǐ yào shì bái hǔ dà xiān gěi de, yīn cǐ, gāi fāng bèi mìng míng wéi "bái hǔ tāng".

(Hé Jìng zhāi zì《Dà Zhòng Wèi Shēng Bào》)

White Tiger Decoction (*Treatise on Cold Damage* 205)

During the Eastern Han Dynasty (25—220), it was common for shamans and Daoist practitioners to treat patients with superstitious rituals and ineffective remedies. One day, a disciple of the eminent physician Zhang Zhongjing told him that a Daoist had cured a man with high fever by using methods of ghost huntin and so-called elixir. The Daoist had told the patient that the remedy was given to him by a big fairy of White Tiger, and now patients from all over the country are coming to visit him. Zhang Zhongjing was intrigued, and he told the disciple to go to see the Daoist and pretend to be sick. Let him treat you with his remedy so that you can bring it to me and I can see the ingredients.

The disciple came back with the remedy after visited the

Daoist. Zhang Zhongjing unrolled the parcel and found four ingredients: gypsum, anemarrhenae rhizoma, liquorice root and polished round-grained rice. This remedy was not like other quack concoctions with ingredients such as ash from incense or paper. Zhang Zhongjing thought that it might be an empirical folk medicine. So he tried it on his own patients and to his surprise, many of them were cured.

Thus, Zhang Zhongjing collected this prescription in his book of Treatise on Cold Damage. He named it "White Tiger Decoction"beacaused the Daoist said that the recipe given by a big fairy of White Tiger.

（From *The Public Health Report*）

（Translator He Jing）

Glossary

remedy ['remədi] *n*. 药物,治疗法

disciple [di'saipl] *n*. 弟子,门徒

parcel ['pɑːsl] *n*. 小包,包裹

incense ['insens] *n*. 香,薰香

quack [kwæk] *n*. 庸医;鸭叫声;*adj*. 骗人的;冒牌医生的

empirical [em'pirikl] *adj*. 经验主义的,完全根据经验的;实证的

gypsum ['dʒipsəm] *n*. 石膏

common rhizoma anemarrhenae 知母

liquorice ['likəriʃ] *n*. 甘草;甘草根;由甘草根熬成的精

rice 粳米

失笑散(《太平惠民和剂局方》)

相传北宋开宝年间,京郊钱员外的独生女儿出嫁。花轿临门,小姐正发痛经,腹痛如绞,一家人焦急万分。

此时,恰有一蔡姓郎中路过,称有妙药可治。他从葫芦里倒出一匙黄褐色的药粉,嘱取半碗香醋,调匀饮用。约摸半个时辰,少女痛止,展颜一笑,转身进屋更衣去了。

钱员外拜询:"所用为何药,如此灵验?"

郎中道:"此药可令失笑者转笑,就称'失笑散'吧。"

失笑散由蒲黄、五灵脂碾末而成,主治瘀血停滞所致的月经不调、少腹急痛、痛经、心腹疼痛等。

(何靖摘自《中医原来这么有趣》)

Shī Xiào Sàn (《Tài Píng Huì Mín Hé Jì Jú Fāng》)

Xiāng chuan Běi Sòng Kāibǎo nián jiān, jīng jiāo Qián yuán wài de dú shēng nǔ ér chū jià. Huā jiào lín mén, xiǎo jiě zhèng fā tòng jīng, fù tòng rú jiǎo, yī jiā rén jiāo jí wàn fēn.

Cǐ shí, qià yǒu yī Cài xìng láng zhōng lù guò, chēng yǒu miào yào kě zhì. Tá cóng hú lu lǐ dào chū yī chi huáng hè sè de yào fěn, zhǔ qǔ bàn wǎn xiāng cù, tiáo yún yǐn yòng. Yuē mo bàn gè shí chén, shào nǔ tòng zhǐ, zhǎn yán yī xiào, zhuǎn shēn jìn wū gēng yī qù le.

Qián yuán wài bài xún: "Suǒ yòng wèi hé yào, rú cǐ líng yàn?"

Láng zhōng dào: "Cǐ yào kě lìng shī xiào zhě zhuǎn xiào, jiù chēng 'Shī xiào sǎn' ba."

Shī xiào săn yóu pú huáng, wŭ líng zhī niăn mò ér chéng, zhŭ zhì yū xiě tíng zhĭ suŏ zhì de yuè jīng bù tiáo, shăo fù jí tòng, tòng jīng, xīn fù téng tòng děng.

(Hé Jìng zhāi zì《*Zhōng Yī Yuán Lái Zhè Me Yŏu Yù*》)

Regaining Smile Powder (*Formulary of the Pharmacy Service for Benefitting the People in the Taiping Era 1107*)

According to legend, during the Kaibao reign (968—976) of the Northern Song Dynasty (960—1127), the only daughter of Councilor Qian was about to be married. However, she happened to have her period when the groom's procession arrived, and her dysmenorrhea was so severe that the whole family was very worried.

Just then, a physician named Cai was passing by and claimed that he had a wonderful medicine that would relieve the pain. With the permission of Councilor Qian, he put a spoon of brown powder into half a bowl of vinegar and mixed them well. About half an hour after taking the mixture the daughter's pain had stopped and she was able to prepare for her wedding. As she turned to enter the room to dress, she smiled to her parents to comfort them.

Outside, the surprised Councilor Qian asked the doctor, "What is the name of his efficacious powder?"

The doctor answered, "The powder relieves pain so that patients regain their smile that was robbed by the pain, so I named it "Regaining Smile Powder."

Regaining Smile Powder consists of 2 ingredients: cattail

pollen and flying squirrels feces, which are ground together. The powder will treat irregular periods, pain in the lower abdomen and dysmenorrhea caused by blood stasis.

(From *Interesting Stories of Chinese Medicine*)

(Translator He Jing)

Glossary

dysmenorrhea [dismenəuˈriə] *n*. 痛经

vinegar [ˈvinigə] *n*. 醋

menstruation [ˌmenstruˈeiʃən] *n*. 月经

cattail pollen 蒲黄

flying squirrels feces 五灵脂

左金丸 (《丹溪心法》)

清代时有一位梅姓少女,二十岁时被家人许配给陆家的少爷。这个姓陆的花花公子不务正业,成天惹是生非。梅姑娘心中郁闷难平,时间一长,便患了呕吐吞酸的毛病,食欲很差,一直很瘦弱。家人请了当时的名医傅松元给姑娘诊治。

傅大夫认为患者得病,起于抑郁。阳气结于胸膈。如今只能惜身自爱,注意调理,才有挽回的余地。于是,便给她开了理气解郁的左金丸,并嘱咐患者每日练习喊"酣"字五百遍。因为念这个字的时候,能够导引疏通,引气向下。

过了一段时间,患者的胸膈满闷才渐渐地痊愈了。

(何靖摘自新浪中医)

Zuǒ Jīn Wán (《Dān Xī Xīn Fǎ》)

Qīng dài shí yǒu yī wèi xìng Méi de shào nǚ, èr shí suì shí bèi jiā rén xǔ pèi gěi Lù jiā de shào yé. Zhè ge xìng Lù de huā huā gōng zǐ bù wù zhèng yè, chéng tiān rě shì shēng fēi. Méi gū niáng xīn zhōng yù mèn nán píng, shí jiān yī cháng, biàn huàn le ǒu tù tūn suān de máo bìng, shí yù hěn chà, yī zhí hěn shòu ruò. Jiā rén qǐng le dàng shí de míng yī Fù Sōngyuán gěi gū niáng zhěn zhì.

Fù dài fū rèn wéi, huàn zhě dé bìng, qǐ yú yì yù, yáng qì jié yú xiōng gé. Rú jīn zhǐ néng xī shēn zì ài, zhù yì tiáo lǐ, cái yǒu wǎn huí de yú dì. Yú shì, biàn gěi tā kāi le lǐ qì jiě yù de zuǒ jīn wán, bìng zhǔ fù huàn zhě měi rì liàn xí hǎn "hān" zì wǔ bǎi biàn. Yīn wèi niàn zhè ge zì de shí hòu, néng gòu dǎo yǐn shū tōng, yǐn qì xiàng xià.

Guò le yī duàn shí jiān, huàn zhě de xiōng gé mǎn mèn cái jiàn jiàn de quán yù le.

(Hé Jìng zhāi zì Xīn Làng Zhōng Yī)

Left Gold Pill [*Essential Teachings of (Zhu) Danxi 1481*]

In the Qing Dynasty (1636—1912), the Mei's betrothed their twenty-year-old daughter to a son of the Lu family. Unfortunately, the son was a playboy who stirred up trouble all day long. This made the girl very depressed so that she developed symptoms such as nausea and poor appetite, weight-loss and acid regurgitation. Her parents invited Fu Songyuan, an eminent physician at that time, to treat her.

Doctor Fu believed that depression can make the yang qi stagnate between the chest and diaphragm, and this was the reason for her symptoms. He thought the best way to treat her was to lift her spirits and thus to restore qi movement. So, he gave her some Left Gold Pills to relieve the qi stagnation and told her not worry about it too much. As well, he asked the girl to practice shouting "hān" (a Chinese character) 500 times a day. Fu believed that shouting the word would help to clear stagnation, and conduct the stagnated qi downwards.

After a while, the patient's nausea and discomfort were gradually healed.

(From Sina Chinese Medicine)

(Translator He Jing)

Glossary

betroth [biˈtrɔːθ] *v*. 订婚，许配
regurgitation [riˌɡəːdʒiˈteiʃən] *n*. 反流，逆流
diaphragm [ˈdaiəfræm] *n*. 横膈

青娥丸 (《太平惠民和剂局方》)

"青娥丸"为古今补肾良方,相传其来历与唐代相国郑姻有关。郑姻(762—829)在唐宪宗时居相位四年而罢。

唐元和七年(812),郑姻奉朝廷之命,出任岭南节度使。因其年高体弱,加之南方气候潮湿,任职不久,即因湿邪感伤内外,引起多种疾病发作,阳气日渐衰微。

此时,恰逢一位来自东南亚的船主献上一方,并附有已配好的药,嘱其服之。药后七八日,郑觉得病情开始减轻,坚持服用后竟痊愈了,身体也强壮了许多。

三年后,郑相国归京,将此方录下,传于他人,经多人服用后,发现该方不仅对腰痛有良效,而且经常服用,还能"壮筋骨、活血脉、乌鬓须、益颜色"。对老年人可起到延年益气的作用,特别是服此药可使人鬓发变黑。因此,后人将此方命名为"青娥丸"。取"青娥者,古代指少女美貌,也指耳前鬓发"之意。

(何靖摘自《中医原来这么有趣》)

Qīng É Wán (《*Tài Píng Huì Mín Hé Jì Jú Fāng*》)

"Qīng é wán" wéi gǔ jīn bǔ shèn liáng fāng, xiāng chuán qí lái lì yǔ Táng dài xiàng guó Zhèng Yīn yǒu guān. Zhèng Yīn (762—829), zài Táng Xiànzōng shí jū xiàng wèi sì nián ér bà.

Táng yuán hé qī nián (812), Zhèng Yīn fèng cháo tíng zhī mìng, chū rèn Lǐng nán Jié dù shǐ. Yīn qí nián gāo tǐ ruò, jiā zhī nán fāng qì hòu cháo shī, rèn zhí bù jiǔ, jí yīn shī xié gǎn shāng nèi wài, yǐn qǐ duō zhǒng jí bìng fā zuò, yáng qì rì jiàn shuāi wéi.

Cǐ shí, qià féng yī wèi lái zì dōng nán yà de chuan zhǔ xiàn shàng yī fāng, bìng fù yǒu yǐ pèi hǎo de yào, zhǔ qí fú zhī. Yào hòu qī bā rì, zhèng jué dé bìng qíng kāi shǐ jiǎn qīng, jiān chí fú yòng hòu jìng quán yù le, shēn tǐ yě qiáng zhuàng le xǔ duō.

Sān nián hòu, Zhèng xiàng guó guī jīng, jiāng cǐ fāng lù xià, chuán yú tā rén, jīng duō rén fú yòng hòu, fā xiàn gāi fāng bù jǐn duì yāo tòng yǒu liáng xiào, ér qiě jīng cháng fú yòng, hái néng "zhuàng jīn gǔ, huó xuè mài, wū bìn xū, yì yán sè". Duì lǎo nián rén kě qǐ dào yán nián yì qì de zuò yòng, tè bié shì fú cǐ yào kě shǐ rén bìn fà biàn hēi. Yīn cǐ, hòu rén jiāng cǐ fāng mìng míng wéi "qīng é wán". Qǔ "qīng é zhě, gǔ dài zhǐ shào nǚ měi mào, yě zhǐ ěr qián bìn fà" zhī yì.

(Hé Jìng zhāi zì《Zhōng Yī Yuán Lái Zhè Me Yǒu Qù》)

Turning Hair Black Pill (*Formulary of the Pharmacy Service for Benefitting the People in the Taiping Era 1107*)

"Turning Hair Black Pill" (also known as 'Young Maiden Pill') is an ancient recipe famous for its kidney tonifying effects. It was said to be invented by Zheng Yin (762—829), a Prime Minister of the Emperor Xianzong (reign 805—820) for four years in Tang Dynasty (618—907).

Zheng Yin had been at court for 7 years when (812) he was nominated for the position of provincial governor of Ling Nan [south of the Five Ridges region in China]. However, because of his age and frail constitution he would easily be affected by the humid southern climate and contract pathogenic dampness diseases that would deplete his yang qi.

Just then, a ship-owner from Southeast Asia who knew this gave Zheng Yin a herbal prescription. He was dubious at first, but after taking the prescription for seven or eight days Zheng Yin's condition improved, so he continued taking it and his body became much stronger.

When Zheng Yin returned to the capital 3 years later he offered the prescription to many people. According to those who took the medicine it had many good effects, it not only treated their lumbago, it also "strengthened the bones, quickened blood circulation, blackened the hair and improved the complexion". It was named "Qing E Pill" because it could prolong life and darken the hair, and because "Qing e refers to a beautiful young maiden of the past, as well as meaning the hair on the temples".

(From *Interesting Stories of Chinese Medicine*)

(Translator He Jing)

Glossary

tonify ['tɔːnifai] *v*. 滋补,调养
lumbago [lʌm'beigəu] *n*. 腰痛
temple ['templ] *n*. 鬓角

苍术丸(《景岳全书》)

　　相传青年时代的许叔微异常勤奋,每日攻读至深夜才上床入睡。临睡前,他总会小酌几杯,久而久之便养成了睡前饮酒的习惯。

　　几年后,他时时感到胃中辘辘作响,胁下疼痛,饮食减少,每过十天半月,还会呕吐胃液。每到夏天,左半身不会出汗,只有右半身出汗。

　　为此,他开始四处求治。谁知遍求名医,却总不见效。于是,许叔微决定"自治"。经过对自己病情的认真分析研究,他认为自己的病主要是由"湿阻胃"引起。由于素嗜饮酒,伤及脾胃,脾虚不运,水湿不化,进而出现上述症状。

　　于是,他选用芳香醒脾的苍术作为主药,用苍术粉 5.5 千克,大枣 15 枚,生麻油半两,调合制成小丸,坚持每日服用 50 粒。数月后,怪病逐渐减轻,直至痊愈。

　　　　　　　　　　　　(何靖摘自《中医原来这么有趣》)

Cāng Zhú Wán (《Jǐng Yuè Quán Shū》)

　　Xiāng chuán qīng nián shí dài de Xǔ Shūwēi yì cháng qín fèn, měi rì gōng dú zhì shēn yè cái shàng chuáng rù shuì. Lín shuì qián, tā zǒng huì xiǎo zhuó jǐ bēi, jiǔ ér jiǔ zhī biàn yǎng chéng le shuì qián yǐn jiǔ de xí guàn.

　　Jǐ nián hòu, tā shí shí gǎn dào wèi zhōng lù lù zuò xiǎng, xié xià téng tòng, yǐn shí jiǎn shǎo, měi guò shí tiān bàn yuè, hái huì ǒu tù wèi yè. Měi dào xià tiān, zuǒ bàn shēn bù huì chū hàn, zhǐ yǒu yòu bàn shēn chū hàn.

　　Wèi cǐ, tā kāi shǐ sì chù qiú zhì. Shuí zhī biàn qiú míng

yī, què zǒng bù jiàn xiào. Yú shì, Xǔ Shūwēi jué dìng "zì zhì". Jīng guò duì zì jǐ de bìng qíng rèn zhēn fēn xī yán jiū, tā rèn wéi zì jǐ de bìng zhǔ yào shì yóu "shī zǔ wèi" yǐn qǐ. Yóu yú sù shì yǐn jiǔ, shāng jí pí wèi, pí xū bù yùn, shuǐ shī bù huà, jìn ér chū xiàn shàng shù zhèng zhuàng.

　　Yú shì, tā xuǎn yòng fāng xiāng xǐng pí de cāng zhú zuò wéi zhǔ yào, yòng cāng zhú fěn 5.5 qiān kè, dà zǎo 15 méi, shēng má yóu bàn liǎng, tiào hé zhì chéng xiǎo wán, jiān chí měi rì fú yòng 50 lì. Shù yuè hòu, guài bìng zhú jiàn jiǎn qīng, zhí zhì quán yù.

　　(Hé Jìng zhāi zì《*Zhōng Yī Yuán Lái Zhè Me Yǒu Qù*》)

Atractylodes Pill (*Collected Treatises of [Zhang] Jingyue 1624*)

　　Legend has it that Xu Shuwei (1079—1154, a well-known doctor of the Northern Song Dynasty) was very hard-working when he was young, studying almost every day till late at night. Before going to sleep he always had some wine, and over time he developed a habit of drinking before going to bed.

　　Several years later, he often felt gurgling in his stomach, with pain below his ribs. His appetite was poor and every couple of weeks he suffered with acid regurgitation. In summer, he sweated only on the right side of his body.

　　He sought treatment to fix these problems. He visited many doctors, but unfortunately none of them could cure him. So Xu Shuwei decided to 'treat himself'. Through careful analysis of his symptoms and signs, he understood that his illness was mainly due to "dampness obstructing the stomach". He realized that too much alcohol was the likely culprit, his habit had damaged the stomach and spleen, weakened spleen transporting, and the accumulation of untransformed fluids gave rise to the symptoms above.

To activate the spleen he chose 5. 5 kg of powdered atractylodes rhizome as the monarch drug, and mixed it with 15 Chinese dates and a half liang [about 15 gm] of sesame oil to make small pills. He took 50 pills a day and after a few months he was cured.

(From *Interesting Stories of Chinese Medicine*)

(Translator He Jing)

Glossary

gurgling ['gə:gliŋ] *n*. 发出咕噜咕噜的声音的
acid regurgitation *n*. 反酸,吞酸
atractylodes *n*. 苍术

越婢汤（《金匮要略》）

春秋末年的一日，越王勾践突患头昏目眩、浑身乏力、下腹胀满、小便困难。一连十几日，病情丝毫没有减轻，反有加重之势，众太医束手无策。越王大怒，斥责太医无能。

这时，越王的一个婢女自告奋勇，愿给越王治病。越王被疾病折磨得甚苦，只好抱着一线希望，勉强同意婢女诊治。说来也奇，越王服下一碗汤药之后，不多时便觉全身轻快，浮肿渐退，病已去了一大半。三剂后，病竟痊愈了。

越王大喜，对这个婢女大加赞赏。太医们个个自觉惭愧，便结伴向这个婢女讨教医术。婢女听后，说道："我哪有什么高超医术，灵丹妙药，只不过经常熬药服侍王宫上下，久而久之，就熟悉了各种药的功效。这次大王患病，你们的药方不验，是因为你们惧畏大王，认为大王是龙身玉体，不敢用那些峻猛之药罢了。"

事后，太医们将婢女所用之方剂，取名为"越婢汤"，并载入医书。

（何靖摘自《中医原来这么有趣》）

Yuè Bì Tāng (《Jīn Kuì Yào Lüè》)

Chūn qiū mò nián de yī rì, Yuè wáng Gōu Jiàn tū huàn tóu hūn mù xuàn, hún shēn fá lì, xià fù zhàng mǎn, xiǎo biàn kùn nán. Yī lián shí jǐ rì, bìng qíng sī háo méi yǒu jiǎn qīng, fǎn yǒu jiā zhòng zhī shì, zhòng tài yī shù shǒu wú cè. Yuè wáng dà nù, chì zé tài yī wú néng.

Zhè shí, Yuè wáng de yī gè bì nǚ zì gào fèn yǒng, yuàn gěi Yuè wáng zhì bìng. Yuè wáng bèi jí bìng zhé mó dé shèn kǔ, zhǐ hǎo bào zhe yī xiàn xī wàng, miǎn qiǎng tong yì bì nǚ zhěn zhì. Shuō lái yě qí, Yuè wáng fú xià yī wǎn tāng yào zhī hòu, bù duō shí biàn jué quán shēn qīng kuài, fú zhǒng jiàn tuì, bìng yǐ qù le yī dà bàn. Sān jì hòu, bìng jìng quán yù le.

Yuè wáng dà xǐ, duì zhè ge bì nǚ dà jiā zàn shǎng. Tài yī men gè gè zì jué cán kuì, biàn jié bàn xiàng zhè ge bì nǚ tǎo jiào yī shù. Bì nǚ tīng hòu, shuō dao: "Wǒ nǎ yǒu shén me gāo chāo yī shù, líng dān miào yào, zhǐ bù guò jīng cháng áo yào fú shi wáng gōng shàng xià, jiǔ ér jiǔ zhī, jiù shú xī le gè zhǒng yào de gōng xiào. Zhè cì dà wáng huàn bìng, nǐ men de yào fāng bù yàn, shì yīn wèi nǐ men jù wèi dà wáng, rèn wéi dà wáng shì lóng shēn yù tǐ, bù gǎn yòng nà xiē jùn měng zhī yào bà le."

Shì hòu, tài yī men jiāng bì nǚ suǒ yòng zhī fang jì, qǔ míng wéi "Yuè bì tāng", bìng zài rù yī shū.

(Hé Jìng zhāi zì《Zhōng Yī Yuán Lái Zhè Me Yǒu Qù》)

Decoction from Yue's Maidservant (*Essential Prescriptions from the Golden Cabinet* about 206)

In the late Spring and Autumn Period (770—476 BC), Goujian (520—465 BC), a king of the Yue State, suddenly became ill with dizziness, fatigue, fullness in lower abdomen and difficult urination. For ten days the disease worsened, all the imperial physicians' efforts failed and they were helpless to treat it. The king was furious and rebuked their incompetence.

Just then, one of the handmaids volunteered to treat the king. Because he was suffering terribly he reluctantly agreed to let her have a try. To his surprise, the King felt better after taking her decoction and is symptoms were almost gone after only three doses.

The king was overjoyed at his recovery and when he rewarded the handmaid all the imperial doctors were ashamed. The Imperial doctors went to seek her advice and said, "Congratulations to you, my girl! It's wonderful, you have cured our King! Would you tell us which prescription you used?"

She replied, "Oh, you flatter me! Unlike all of you, who are famous physicians and masters of medicine, I have only a superficial knowledge of it. I was just lucky, I chose nearly the same prescription as you but changed some of the herbs. The reason your prescriptions could not cure our king is that you feared he might experience side effects if you used more drastic remedies".

All the imperial physicians nodded to show their agreement, and afterwards, the "Maidservant's decoction" was recorded in the medical records.

(From *Interesting Stories of Chinese Medicine*)

(Translator He Jing)

Glossary

furious ['fjuəriəs] *adj*. 激烈的；狂怒的；热烈兴奋的；喧闹的

rebuke [ri'bjuːk] *vt*. 指责，非难；制止；使相形见绌；*n*. 非难，指责；谴责

incompetence [in'kɔmpit(ə)ns] *n*. 无资格，不胜任；无能力；不适当；不熟练

reluctantly [ri'lʌktəntli] *adv*. 不情愿地；嫌恶地

flatter ['flætə] *vt*. 奉承；谄媚；使高兴

drastic ['dræstik] *adj*. 激烈的；猛烈的；*n*. 烈性泻药

手指散(《局方发挥》)

相传,一日朱丹溪外出巡诊刚回到家,就有家人急报,老父心痛病发作,危在旦夕。朱丹溪查看后,迅速开出药方,命人抓药,速煎给老父服用,随即去看望刚生了儿子的夫人。他发现夫人头晕,小腹痛,均是由于恶露未下,瘀血内阻所致。便用"失笑散",以达到活血化瘀止痛之效,并吩咐仆人一同抓药。

数小时后,老父来到书房对他说:"我心急,亲自到厨房将正煎着的药汁倒了些服了,不多久,痛就止了,而且心宽舒许多。"

正说着,仆人端着一碗热气腾腾的药汁急匆匆进来,想要给老太爷服用。原来,老太爷刚刚喝的是夫人的药。朱丹溪忙问老父道:"你服药后,心痛果然好多了吗?"老父高兴地说:"好多了。"

随即,他领悟到"失笑散"可治由瘀血引起的心痛病。后他又在"失笑散"中加入香附、没药、元胡三味药,让父亲继续服用,随后观察,果然效果神奇。于是,他将这无意中阴差阳错得来的良方取名为"手指散"。

(何靖摘自《大众卫生报》)

Shǒu Zhǐ Sàn (《Jú Fāng Fā Huī》)

Xiāng chuán, yī rì Zhū Dānxī wài chū xún zhěn gāng huí dào jiā, jiù yǒu jiā rén jí bào, lǎo fù xīn tòng bìng fā zuò, wēi zài dàn xì. Zhū Dānxī chá kàn hòu, xùn sù kāi chū yào fāng, mìng rén zhuā yào, sù jiān gěi lǎo fù fú yòng, suí jí qù kàn wàng gāng shēng le ér zi de fū rén. Tā fā xiàn fū rén tóu yūn, xiǎo fù tòng, jūn shì yóu yú wù lù wèi xià, yū xiě nèi zǔ suǒ zhì. Biàn yòng "Shī xiào sǎn", yǐ dá dào huó xuè huà yū zhǐ tòng zhī xiào, bìng fēn fù pú rén yī tóng zhuā yào.

Shù xiǎo shí hòu, lǎo fù lái dào shū fáng duì tā shuō: "Wǒ xīn jí, qīn zì dào chú fáng jiāng zhèng jiān zhe de yào zhī dào le xiē fú le, bù duō jiǔ, tòng jiù zhǐ le, ér qiě xīn kuān shū xǔ duō."

Zhèng shuō zhe, pú rén duān zhe yī wǎn rè qì téng téng de yào zhī jí cōng cōng jìn lái, xiǎng yào gěi lǎo tài yé fú yòng. Yuán lái, lǎo tài yé gāng gāng hē de shì fū rén de yào. Zhū Dānxī máng wèn lǎo fù dào: "Nǐ fú yào hòu, xīn tòng guǒ rán hǎo duō le ma?" Lǎo fù gāo xìng de shuō: "Hǎo duō le."

Suí jí, tā lǐng wù dào "Shī xiào sǎn" kě zhì yóu yū xuē yǐn qǐ de xīn tòng bìng. Hòu tā yòu zài "Shī xiào sǎn" zhōng jiā rù xiāng fù, mò yào, yuán hú sān wèi yào, ràng fù qīn jì xù fú yòng, suí hòu gūan chá, guǒ rán xiào guǒ shén qí. Yú shì, tā jiāng zhè wú yì zhōng yīn chā yáng cuò dé lái de liáng fāng qǔ míng wéi "Shǒu zhǐ sǎn".

(Hé Jìng zhāi zì《Dà Zhòng Wèi Shēng Bào》)

Finger Powder (*Elaboration of Bureau Prescription about 1450*)

According to legend, one day, when Zhu Danxi [1281—1358 CE] returned home from his clinic, his servant hurried to tell him that his father was suffering with cardiac pain and near death. Hearing this, Zhu Danxi quickly checked his father's condition, wrote a prescription and sent the servant to bring the herbs from the clinic. Then he went to see his wife who had just given birth to their son, and found that she was suffering with dizziness and pain in her lower abdomen due to prolonged lochiorrhoea. He ordered his servant to fill a prescription for Regaining Smile Powder to remove the blood stasis and relieve her pain.

Some hours later, Zhu's father walked into his study and said, "After I took the decoction that was boiling in the kitchen, the pain has eased and I feel much better".

Just then, a servant rushed in with a bowl of steaming decoction for the old man. "Oh Sir, here you are! Here is your medicine, please take it while it is still warm" he said.

Zhu Danxi was confused, "If this is my father's decoction, then what did he take just now?" "That must be Mrs. Zhu's decoction!" the servant answered.

It turned out that the old man had just drunk the wife's medicine. Zhu Danxi quickly asked his father, "After taking the other medicine, did your heart pain really feel better?" His father said happily, "Much better".

Straight away, Zhu Danxi realized that Regaining Smile Powder can also treat cardiac pain due to blood stasis. Later, he added 3 other ingredients to the powder — cyperus, myrrh and corydalis rhizome — and observed even better results in his clinical practice. Because he happened to find the new powder by chance, Zhu Danxi named it "Finger Powder".

(From *The Public Health Report*)

(Translator He Jing)

Glossary

prolonged lochiorrhoea 恶露不尽

大小柴胡汤(《伤寒论》)

汉代南阳地区的一户人家,生了一对双胞胎儿子,大的取名大大,小的取名小小。一日,兄弟俩同时发烧,便请当时名医张仲景前来医治。张仲景诊察后发现,虽然兄弟俩的症状相同,但病因却并非完全相同,于是,分别给兄弟俩各开了一张处方。

这两张处方虽都以柴胡为君药,但大大的处方中有大黄、枳实,小小的处方中有人参、甘草。张仲景怕病家吃错了药,就分别在处方上写了"大""小"两字。服了药没过几天,大大和小小的病都痊愈了。

后来张仲景沿用这两张方子,且屡用屡效,便决定将这两个方子收入《伤寒杂病论》中。但考虑到这两个方子虽都由七味药组成,且均以柴胡为君药,却不能都命名为"柴胡汤",便把大大用过的命名为大柴胡汤,小的用过的就叫小柴胡汤。

(何靖摘自《中医原来这么有趣》)

Dà Xiǎo Chái Hú Tāng (《Shāng Hán Lùn》)

Hàn dài Nán yáng dì qū de yī hù rén jiā, shēng le yī duì shuāng bāo tāi ér zi, dà de qǔ míng Dà Dà, xiǎo de qǔ míng Xiǎo Xiǎo. Yī rì, xiōng dì liǎ tóng shí fā shāo, biàn qǐng dāng shí míng yī Zhāng Zhòngjǐng qián lái yī zhì. Zhāng Zhòngjǐng zhěn chá hòu fā xiàn, suī rán xiōng dì liǎ de zhèng zhuàng xiāng tóng, dàn bìng yīn què bìng fēi wán quán xiāng tóng, yú shì, fēn bié gěi xiōng dì liǎ gè kāi le yī zhāng chǔ fāng.

Zhè liǎng zhāng chǔ fāng suī dōu yǐ chái hú wèi jūn yào, dàn Dà Dà de chǔ fāng zhōng yǒu dà huáng, zhǐ shí,

Xiǎo Xiǎo de chǔ fāng zhōng yǒu rén shēn, gān cǎo. Zhāng Zhòngjǐng pà bìng jiā chī cuò le yào, jiù fēn bié zài chǔ fāng shàng xiě le "dà" "xiǎo" liǎng zì. Fú le yào méi guò jǐ tiān, Dà Dà hé Xiǎo Xiǎo de bìng dōu quán yù le.

Hòu lái Zhāng Zhòngjǐng yán yòng zhè liǎng zhāng fāng zi, qiě lǚ yòng lǚ xiào, biàn jué dìng jiāng zhè liǎng gè fāng zi shōu rù《Shāng Hán Zá Bìng Lùn》zhōng. Dàn kǎo lǚ dào zhè liǎng gè fāng zi suī dōu yóu qī wèi yào zǔ chéng, qiě jūn yǐ chái hú wèi jūn yào, què bù néng dōu mìng míng wèi "Chái hú tāng", biàn bǎ Dà Dà yòng guò de mìng míng wéi "Dà chái hú tāng", ér Xiǎo De yòng guò de jiù jiào "Xiǎo chái hú tāng".

(Hé Jìng zhāi zì《Zhōng Yī Yuán Lái Zhè Me Yǒu Qù》)

Major and Minor Bupleurum Decoction (*Treatise on Cold Damage* about 206)

In the Eastern Han Dynasty (25—220), there was a family in the Nanyang region with twin sons. The elder one had the nickname Dada, and the younger one was called Xiaoxiao. One day, the brothers contracted a fever and an eminent physician at that time, Zhang Zhongjing, was asked to treat them. Zhang Zhongjing examined the twins and found that, although their symptoms were alike, the causes of the brothers' fevers were not the same. He therefore gave them different prescriptions.

While bupleurum was the monarch herb in both decoctions, the one for Dada had rhubarb root and rhizome and unripe bitter orange, and that for Xiaoxiao had ginseng and liquorice. Zhang Zhongjing wrote the characters "Da" and "Xiao" on the prescriptions so there would be no confusion. After taking the medicines for a few days, Dada and Xiaoxiao recovered.

Later, Zhang Zhongjing used the two formulas to treat many patients with good results, and so he recorded them in his *Treatise on Cold Damage and Miscellaneous Diseases*. Both prescriptions had bupleurum as the monarch herb, and both consisted of seven ingredients, but they could not both be named "Bupleurum Decoction". To distinguish them, Zhang Zhongjing named the one that cured Dada "Major Bupleurum Decoction" and the one he used for Xiaoxiao, "Minor Bupleurum Decoction".

(From Interesting Stories of Chinese Medicine)

(Translator He Jing)

Glossary

ingredient [in'griːdiənt] *n*. 成分
bupleurum *n*. [植] 柴胡属
rhubarb *n*. 大黄
immature citron fruit *n*. 枳实

六味地黄丸（《小儿药证直诀》）

六味地黄丸是由宋代著名儿科医生钱乙首先创制的。

公元 1079 年，钱乙被召到汴京，为太子治病。因为其高超的医术，受到了皇帝的赏识和重用，进入太医院任职。

有一日，他和弟子正在为患者治病，有位大夫带了一个钱乙开的儿科方子来"讨教"。他略带嘲讽地问："钱太医，按《金匮要略》，八味丸是由地黄、山药、山茱萸、茯苓、泽泻、丹皮、附子、肉桂这八味药组成的，而你的这方子却只有六味，莫不是忘了两味吧？"

钱乙笑了笑说："没有忘。张仲景的八味丸，是给大人用的。而小孩子阳气足，不宜过多使用像肉桂、附子这样益火的药，以免过热伤阴。因此，我便减去了两味药，制成六味地黄丸。"那位大夫听后羞愧而走。弟子便赶紧把老师的话记录下来，后又编入《小儿药证直诀》中。

（何靖摘自《中医原来这么有趣》）

Liù Wèi Dì Huáng Wán (《*Xiǎo Ér Yào Zhèng Zhí Jué*》)

Liù wèi dì huáng wán shì yóu Sòng dài zhù míng ér kē yī shēng Qián Yǐ shǒu xiān chuàng zhì de.

Gōng yuán 1079 nián, Qián Yǐ bèi zhào dào Biànjīng, wèi tài zǐ zhì bìng. Yīn wèi qí gāo chāo de yī shù, shòu dào le Huángdì de shǎng shì hé zhòng yòng, jìn rù tài yī yuàn rèn zhí.

Yǒu yī rì, tā hé dì zǐ zhèng zài wéi huàn zhě zhì bìng, yǒu wèi dài fū dài le yī gè Qián Yǐ kāi de ér kē fāng zi lái "tǎo jiào". Tā lüè dài cháo fěng de wèn: "Qián tài yī, àn

《*Jīn Kuì Yào Lüè*》, Bā wèi wán shì yóu dì huáng, shān yào, shān zhū yú, fú líng, zé xiè, dān pí, fù zǐ, ròu guì zhè bā wèi yào zǔ chéng de, ér nǐ de zhè fāng zi què zhǐ yǒu liù wèi, mò bù shì wàng le liǎng wèi ba?"

Qián Yǐ xiào le xiào shuō: "Méi yǒu wàng. Zhāng Zhòngjǐng de Bā wèi wán, shì gěi dà rén yòng de. Ér xiǎo hái zi yáng qì zú, bù yí guò duō shǐ yòng xiàng ròu guì, fù zǐ zhè yàng yì huǒ de yào, yǐ miǎn guò rè shāng yīn. Yīn cǐ, wǒ biàn jiǎn qù le liǎng wèi yào, zhì chéng Liù wèi dì huáng wán." Nà wèi dà fū tīng hòu xiū kuì ér zǒu. Dì zǐ biàn gǎn jǐn bǎ lǎo shī de huà jì lù xià lái, hòu yòu biān rù《*Xiǎo Ér Yào Zhèng Zhí Jué*》zhōng.

(Hé Jìng zhāi zì《*Zhōng Yī Yuán Lái Zhè Me Yǒu Qù*》)

Six Herbs with Rehmannia Pill (*Key to Therapeutics for Children's Diseases* 1119)

The Six Herbs with Rehmannia Pill was created by Dr Qian Yi (1032—1113), an eminent pediatrician in the Song Dynasty (960—1279).

In 1079 Qian Yi was invited to the Song Dynasty capital Bianjing to treat the Prince. Because of his remarkable medical skills, Qian Yi cured the Prince and in admiration, the Emperor appointed him to the position of Imperial Physician. At that time however, the Imperial Physician was a hereditary position and Qian Yi was merely the son of a 'local doctor', so his admission to the imperial hospital caused envy and resentment among many of the other imperial physicians.

One day, one of the Imperial Physicians went to ask Qian Yi's "advice" about a prescription that he, Qian Yi, had used to treat a pediatric patient. The Imperial Physician asked, slightly mockingly, "Imperial Dr Qian, according to The Essential Prescriptions of the Golden Cabinet, the Eight Herbs with Rehmannia Pill consists of prepared rehmannia root, Chinese yam, dogwood, tuckahoe (poria), alisma rhizome, cortex moutan, aconite and cinnamon, altogether eight ingredients. However, there were only six herbs in your prescription, did you forget the other two?"

Qian Yi smiled and said, "Oh, that was because Zhang Zhongjing's Eight Herbs with Rehmannia Pill is used to treat adults. Aconite and cinnamon boost the source of fire and children already have sufficient yang qi. If they were to take these two herbs it would result in too much yang, which could injure the yin. So I removed the two and created the Six Herbs with Rehmannia Pill". Hearing the explanation, the Physician felt ashamed and slipped away. Later, Qian Yi's disciples recorded his words and the prescription for inclusion in the *Key to Diagnosis and Treatmetn of Children's Diseases*.

(From *Interesting Stories of Chinese Medicine*)

(Translator He Jing)

Glossary

pediatrician [ˌpiːdiəˈtriʃən] *n*. 儿科医生

hereditary [hiˈreditəri] *adj*. 世袭的

resentment [riˈzentm(ə)nt] *n*. 愤恨，怨恨

mockingly [ˈmɔkiŋli] *adv*. 取笑地；愚弄地

行军散(《霍乱论》)

行军散是治疗暑病的名方,外用内服均有功效,相传这一处方的来历,与诸葛亮有关。

三国时期,蜀国丞相诸葛亮为遵先帝刘备之志,恢复汉室,六出祁山与魏国交战。有一年征战,时值六月,蜀军将士在又闷又热的恶劣气候下纷纷感邪生病,战斗力大为削弱。

见此情景,诸葛亮十分焦急,忙召集随军医生研究防治措施。鉴于大部队处于深山旷野,煎服汤药十分不便。诸葛亮翻出医书,对照名医所言,同随军医生经过反复试验,终于研制出用药少,但既能外用又能内服的散剂。

随军医生用这种散剂给患暑病的将士治疗,一方面将散剂吹入鼻腔内,一方面又令其内服。不过几日,将士们的暑病就痊愈了。于是,军医们就将这种中药散剂称为"诸葛行军散"。

(何靖摘自《中医原来这么有趣》)

143

Xíng Jūn Sàn (《*Huò Luàn Lùn*》)

Xíng jūn sàn shì zhì liáo shǔ bìng de míng fāng, wài yòng nèi fú jūn yǒu gōng xiào, xiāng chuán zhè yī chǔ fāng de lái lì, yǔ Zhūgé liàng yǒu guān.

Sān guó shí qí, Shǔ guó chéng xiàng Zhūgé Liàng wèi zūn xiān dì Liú Bèi zhī zhì, huī fù hàn shì, liù chū Qí Shān yǔ Wèi guó jiāo zhàn. Yǒu yī nián zhēng zhàn, shí zhí liù yuè, shǔ jūn jiàng shì zài yòu mèn yòu rè de è liè qì hòu xià fēn fēn gǎn xié shēng bìng, zhàn dòu lì dà wéi xuē ruò.

Jiàn cǐ qíng jǐng, Zhūgé Liàng shí fēn jiāo jí, máng zhào jí suí jūn yī shēng yán jiū fáng zhì cuò shī. Jiàn yú dà

bù duì chǔ yú shēn shān kuàng yě, jiān fú tāng yào shí fēn
bù biàn. Zhūgé Liàng fān chū yī shū, duì zhào míng yī suǒ
yán, tóng suí jūn yī shēng jīng guò fǎn fù shì yàn, zhōng yú
yán zhì chū yòng yào shǎo, dàn jì néng wài yòng yòu néng
nèi fú de sǎn jì.

Suí jūn yī shēng yòng zhè zhǒng sǎn jì gěi huàn shǔ bìng
de jiàng shì zhì liáo, yī fāng miàn jiāng sǎn jì chuī rù bí
qiāng nèi, yī fāng miàn yòu lìng qí nèi fú. Bù guò jǐ rì, jiàng
shì men de shǔ bìng jiù quán yù le. Yú shì, jūn yī men jiù
jiāng zhè zhǒng zhōng yào sǎn jì chēng wéi "Zhūgé Xíng Jūn
Sǎn".

(Hé Jìng zhāi zì《Zhōng Yī Yuán Lái Zhè Me Yǒu Qù》)

Marching Powder (*On Cholera* 1838)

Marching Powder is a noted formula to treat summer
diseases that can be taken orally or applied externally. It is
said that this powder was created by Zhuge Liang (181—
234).

During the Three Kingdoms Period (184—280), Zhuge
Liang was Prime Minister of Shu State under Emperor Liu
Bei, whose ambition it was to restore the Han State. One
year into the campaign, Zhuge Liang and his soldiers engaged
the army of Wei State at Qilian Mountain. It was June and
the weather was so hot and damp that most of the Shu army
soldiers fell ill with summer heat evil, and were unable to
fight.

Zhuge Liang was so concerned he called all the military
doctors to a meeting, hoping to find a way to cure his men.

In view of the fact that his forces were in moutainous areas, he knew it would be difficult for them to decoct herbs. So he looked up a lot of medical books and organized the military doctors to develop and test a medicinal powder that could be applied externally or taken orally.

When the military doctors treated the soldiers with the powder, they simultaneously administered it externally, by blowing the powder into the soldiers' nasal cavity and orally. Several days later most of the men were cured. To memorialize Zhuge Liang the military doctors named it 'Zhuge's Marching Powder'.

(From *Interesting Stories of Chinese Medicine*)

(Translator He Jing)

Glossary

decoct ['di'kɔkt] *v*. 煎,煮

simultaneously [siməl'teiniəsli] *adv*. 同时地

第五章 方剂趣闻

第六章
临 床 医 案

Lín Chuáng Yī Àn

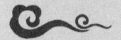

Chapter Six
Clinical Cases

第一节 奇 症
Qí Zhèng
Section One　Strange Diseases

胸不任物

江西巡抚阿霖公,年七十四,夜卧露胸可睡,盖一层布,压则不能睡,已经七年。召余(王清任)诊之,此方(血府逐瘀汤)五付痊愈。

(曲丽芳摘自《医林改错·血府逐瘀汤》)

Xiōng Bù Rèn Wù

Jiāngxī xún fǔ Ā Lín Gōng, nián qī shí sì, yè wò lòu xiōng kě shuì, gài yī céng bù, yā zé bù néng shuì, yǐ jīng qī nián. Zhào yú (Wáng Qīngrèn) zhěn zhī, cǐ fāng (Xuè fǔ zhú yū tāng) wǔ fù quán yù.

(Qū Lìfāng zhāi zì《Yī Lín Gǎi Cuò · Xuè Fǔ Zhú Yū Tāng》)

A Case of insomnia upon sleeping with weight on the chest

At the age of 74, the Jiangxi Provincial Governor, Lord A Lin, suffered from insomnia when sleeping with any weight on his chest. His condition had plagued him for 7 years, during which time he could only sleep bare-chested because even a slip of cloth over his chest would disturb his sleep. Upon consultation, Wang Qingren prescribed the "Mansion of Blood Stasis-expelling Decoction", and Lord A Lin was completely cured after 5 doses.

(From *Correcting the Errors in the Forrest of Medicine* ·

Mansion of Blood Stasis-expelling Decoction)
（Translator Xie Yongqi）

Glossary

insomnia [in'sɔmniə] *n*. 失眠症
plague [pleig] *vt*. 折磨；使苦恼；使得灾祸

胸任重物

一女，二十二岁，夜卧令仆妇坐于胸，方睡，已经二年。余（王清任）亦用此方（血瘀逐瘀汤），三付而愈，设一齐问病源，何以答之？

（曲丽芳摘自《医林改错·血府逐瘀汤》）

Xiōng Rèn Zhòng Wù

Yī nǚ, èr shí èr suì, yè wò lìng pú fù zuò yú xiōng, fāng shuì, yǐ jīng liǎng nián. Yú(Wáng Qīngrèn) yì yòng cǐ fāng (Xuè fǔ zhú yū tāng), sān fù ér yù, shè yī qí wèn bìng yuán, hé yǐ dá zhī?

（Qū Lìfāng zhāi zì《Yī Lín Gǎi Cuò · Xuè Fǔ Zhú Yū Tāng》）

A Case of Insomnia upon Sleeping without Weight on the Chest

A 22 year old woman suffered from insomnia when lying at night without any weight on her chest. For 2 years she was only able to sleep after having her maid-servant sit on her chest. Again, Wang Qingren prescribed the "Mansion of blood stasis-expelling decoction", and she was cured after 3 doses. How would you explain the diagnosis and treatment of her illness?

（From *Correcting the Errors in the Forrest of Medicine · Mansion of Blood Stasis-expelling Decoction*）

Glossary

previous [ˈpriːviəs] *adj*. 先前的；以前

头血如汗

邻人顾姓者，因少年勤内事，头皮血出如汗，此肝肾之火逆
上。因血热甚，所以从发窍直出，盖汗乃血之液，从气化白。

《内经》有肌衄一条，因气散不能从化，故肌肤汗血，此症并
非气不能化，化亦不及故也。治用甘露饮，数剂得愈。

（何靖摘自《奇症汇》）

Tóu Xuè Rú Hàn

Lín rén Gù xìng zhě, yīn shào nián qín nèi shì, tóu pí
xuè chū rú hàn, cǐ gān shèn zhī huǒ nì shàng. Yīn xuè rè
shén, suǒ yǐ cóng fā qiào zhí chū, gài hàn nǎi xuè zhī yè,
cóng qì huà bái.

《Nèi Jīng》 yǒu jī nù yī tiáo, yīn qì sàn bù néng cóng
huà, gù jī fū hàn xuè, cǐ zhèng bìng fēi qì bù néng huà, huà
yì bù jí gù yě. Zhì yòng Gān lù yǐn, shù jì dé yù.

(Hé Jìng zhāi zì《Qí Zhèng Huì》)

Sweat-like Bleeding from the Scalp

I had a neighbor his family name was Gu, and his scalp
was bleeding. The bleeding was like sweat when he perspired
from his scalp, the perspiration was bloody. Gu had
abandoned himself to sexual matters when he was young and
this had resulted in the up-stirring counterflow of liver and
kidney fire. Sweat is derived from qi transformations and

comes from the clear body fluids in the blood. Ascendant hyperactivity of liver and kidney fire had made the blood so hot that it left its normal course and was excreted from the sweat glands in his scalp.

Although the *Inner Cannon* has a record of bleeding from the skin caused by a failure of qi activities this bleeding was not caused by failure, but rather a disturbance, of qi activities. Several doses of Sweet Dew Drink was used to cure him.

(From *Collection of Strange Diseases*)

(Translator He Jing)

Glossary

scalp [skælp] *n.* 头皮

perspire [pə'sparə] *v.* 出汗,流汗

excrete [ik'skriːt] *vt.* 排除;排泄;分泌;排出

disturbance [di'stəːbəns] *n.* 打扰;骚乱,变乱;困扰;烦闷

failure ['feiljə] *n.* 失败,不及格;缺乏,不足;破产,倒闭

ascendant [ə'send(ə)nt] *n.* 优势;运星;支配地位;*adj.* 上升的;优越的

白睛变蓝

有人患目之白睛忽变青蓝色。

此被郁邪蒸逼,走入珠中,膏汁游出,入于气轮,故色变青色。

方用还阴救苦汤(升麻、苍术、甘草、柴胡、防风、羌活、细辛、藁本、川芎、桔梗、红花、当归尾、黄连、黄芩、黄柏、知母、连翘、生地、龙胆草),频服自愈。

(何靖摘自《奇症汇》)

Bái Jīng Biàn Lán

Yǒu rén huàn mù zhī bái jīng hū biàn qīng lán sè.

Cǐ bèi yù xié zhēng bī, zǒu rù zhū zhōng, gāo zhī yóu chū, rù yú qì lún, gù sè biàn qīng sè.

Fāng yòng Huán yīn jiù kǔ tāng, (shēng má, cāng zhú, gān cǎo, chái hú, fáng fēng, qiāng huó, xì xīn, gǎo běn, chuān xiōng, jiè gěng, hóng huā, dāng guī wěi, huáng lián, huáng qín, huáng bǎi, zhī mǔ, lián qiáo, shēng dì, lóng dǎn cǎo), pín fú zì yù.

(Hé Jìng zhāi zì《Qí Zhèng Huì》)

The Whites of the Eyes Turning Blue

The whites of a man's eyes suddenly turned blue one day.

This was due to constrained evil steaming into the eyes,

where it caused the release of oily and fatty fluids in the sclera (the whites of the eyes), and turned them blue.

Frequently taking the Decoction for Nourishing Yin and treating eye diseases (black cohosh rhizome, atractylodes, licorice root, bupleurum, ledebouriella root, notopterygium root, Chinese wild ginger, ligusticum root, Szechuan lovage root, platycodon, safflower flower, Chinese angelica root tails, coptis rhizome, scutellaria, phellodendron, anemarrhena rhizome, forsythia fruit, fresh rehmannia, Chinese gentian root) cured it.

(From *Collection of Strange Diseases*)

(Translator He Jing)

Glossary

constrained [kən'streind] *adj*. 不舒服的,被强迫的,拘泥的

evil ['iːvl] *adj*. 邪恶的,罪恶的

eyeball ['aibɔːl] *n*. 眼球;眼珠子

orbiculus [ɔː'bikjuləs] [医] 小环,盘

cure [kjuə(r)] *vt*. 治愈;矫正

sclera ['skliərə] *n*. [解剖] 巩膜

唇上出牙

有人患唇上生疮，久则疮口出齿牙于上唇者，乃七情忧郁，火动生齿故。

方用柴胡、白芍、当归、生地各三钱，黄芩一钱，天花粉二钱，白果十枚，水煎服；外用冰片一分，僵蚕一钱，炒黄柏三钱，为末掺之，齿自消也。

（何靖摘自《奇症汇》）

Chún Shàng Chū Yá

Yǒu rén huàn chún shàng shēng chuāng, jiǔ zé chuāng kǒu chū chǐ yá yú shàng chún zhě, nǎi qī qíng yōu yù, huǒ dòng shēng chǐ gù.

Fāng yòng chái hú, bái sháo, dāng guī, shēng dì gè sān qián, huáng qín yī qián, tiān huā fěn èr qián, bái guǒ shí méi, shuǐ jiān fú; wài yòng bīng piàn yī fēn, jiāng cán yī qián, chǎo huáng bǎi sān qián, wéi mò chān zhī, chǐ zì xiāo yě.

(Hé Jìng zhāi zì《Qí Zhèng Huì》)

A Tooth Emerging from the Upper Lip

A man suffered with sores on his upper lip for a long time, and one day he found a tooth emerging from there. Constraint from the seven emotions affects and disturbs by the internal fire, which resulted in the eruption of the tooth.

The man was given a formula composed of 3 qian（9 grams）each of bupleurum，radix paeoniae alba，angelica sinensis，and dried rehmannia root；1 qian（3 grams）of skullcap root；2qian（6 grams）of trichosanthes root；and 10 gingko seeds for oral administration. For external use，he was given a powder composed of 1fen（0. 3 grams）of borneol，1 qian（3 grams）of batryticated stiff silkworm，and 3 qian（9 grams）of phellodendron. After several applications，the tooth disappeared.

（From *Collection of Strange Diseases*）

（Translator He Jing）

Glossary

sore［sɔː］*n*. 伤口，疮口
gingko［'giŋkəu］*n*. 银杏
oral［'ɔːrəl］*adj*. 口头的，口述的
corktree［'kɔːktriː］［医］栓皮槠，黄檗
external［ik'stəːnl］*adj*. 外面的，外部的

心孔独汗

　　一人别处无汗，独心孔一片有汗，思虑多，则汗亦多，病在用心，名曰心汗。

　　宜养心血，以艾煎汤，调茯神末，治之。

（何靖摘自《奇症汇》）

Xīn Kǒng Dú Hàn

　　Yī rén bié chù wú hàn, dú xīn kǒng yī piàn yǒu hàn, sī lǜ duō zé hàn yì duō, bìng zài yòng xīn, míng yuē xīn hàn.

　　Yí yǎng xīn xuè, yǐ ài jiān tāng, Tiào fú shén mò, zhì zhī.

(Hé Jìng zhāi zì《*Qí Zhèng Huì*》)

Sweating Only on the Precordial Region

　　A man experienced sweating on no other part of his body except for the precordial region. Because thinking and anxiety can result in sweating, his illness was caused by thinking too much, and this type of sweating is called "heart sweating".

　　To nourish the heart blood, mix the root-bound tuckahoe (fú shén) powder with moxa (mugwort) decoction and this will cure him.

（From *Collection of Strange Diseases*）
（Translator He Jing）

Glossary

precordial [priːˈkɔːdjəl] *adj*. 心前区的；心窝的

moxa [ˈmɑksə] *n*. 艾

一点剧痛

有人患背腿一点痛，不可忍者，此痰血也。芫花根为末，米醋调敷之。如不住，以帛束之。

妇人产后尤多。

（何靖摘自《奇症汇》）

Yī Diǎn Jù Tòng

Yǒu rén huàn bèi tuǐ yī diǎn tòng, bù kě rěn zhě, cǐ tán xuè yě. Yuán huā gēn wèi mò, mǐ cù tiáo fū zhī. Rú bù zhù, yǐ bó shù zhī.

Fù rén chǎn hòu yóu duō.

（Hé Jìng zhāi zì《Qí Zhèng Huì》）

Localized Pain

A man had fixed and localised pain on his legs and back，so severe that he could not bear it，which was caused by phlegm and blood stasis. The powdered root of daphne genkwa mixed with rice vinegar was applied externally as an ointment to relieve it. Silk fabrics were used as a kind of dressing.

Postpartum women often suffer with this kind of pain.

（From *Collection of Strange Diseases*）
（Translator He Jing）

Glossary

ointment ['ɔintmənt] *n.* 药膏
postpartum [pəust'pɑːtəm] *adj.* 产后的

冷块数处

有一妇,产后食茶粥,二十余碗,一月后,身之上下发冰冷数块,人以手指按其冷处,即冷从指下,上应至心。

如是者诸治不效,以八物汤去地黄,加橘红,入姜汁、竹沥一酒盏,十服乃痊。

(何靖摘自《奇症汇》)

Lěng Kuài Shù Chù

Yǒu yī fù, chǎn hòu shí chá zhōu, èr shí yú wǎn, yī yuè hòu, shēn zhī shàng xià fā bīng lěng shù kuài, rén yǐ shǒu zhǐ àn qí lěng chù, jí lěng cóng zhǐ xià, shàng yìng zhì xīn.

Rú shì zhě zhū zhì bù xiào, yǐ Bā wù tāng qù dì huáng, jiā jú hóng, rù jiāng zhī, zhú lì yī jiǔ zhōng, shí fú nǎi quán.

(Hé Jìng zhāi zì《Qí Zhèng Huì》)

Cold Lumps

A woman ate 20 bowls of tea-porridge after she gave birth to her baby. 1 month later, many cold lumps appeared on her body. Even when someone touched them, the lumps were so cold they chilled her to the heart.

Many doctors had tried but no one could help her, until finally she recovered after taking the following decoction for 10 days: remove rehmannia root from the Eight Ingredients Decoction and add red tangerine peel, then mix with ginger juice and bamboo juice into the decoction.

（From Collection of Strange Diseases）

（Translator He Jing）

Glossary

lump [lʌmp] *n.* 肿块,隆起
ginger ['dʒindʒə] *n.* 姜,生姜
rehmannia root 地黄

指甲尽脱

　　有人患指甲尽行脱下，不痛不痒，此乃肾经火虚，又于行房之后，以凉水洗手，遂成此病。

　　方用六味汤加柴胡、白芍、骨碎补，治之而愈。

（何靖摘自《奇症汇》）

Zhǐ Jiǎ Jìn Tuō

　　Yǒu rén huàn zhǐ jiǎ jìn xíng tuō xià, bù tòng bù yǎng, cǐ nǎi shèn jīng huǒ xū, yòu yú xíng fáng zhī hòu, yǐ liáng shuǐ xǐ shǒu, suì chéng cǐ bìng.

　　Fāng yòng Liù wèi tāng jiā chái hú, bái sháo, gǔ suì bǔ, zhì zhī ér yù.

（Hé Jìng zhāi zì《Qí Zhèng Huì》）

Piptonychia (Shedding of the Nails)

　　A man's fingernails had fallen off from the roots, but he could feel no pain or itching. He had kidney channel fire vacuity and washed his hands with cold water after sexual intercourse, and this was believed to have caused the illness.

　　Thus, the Six Ingredients Decoction with bupleurum, radix paeoniae alba and rhizoma drynariae was used to cure him.

（From Collection of Strange Diseases）
（Translator He Jing）

Glossary

fingernail [fiŋgəneil] *n*. 指甲
piptonychia [piptə'nikjə] *n*. 脱甲
shedding ['ʃediŋ] *n*. 脱落；蜕落

肢坚如石

一人寒热不止，月经后，四肢坚如石，以物击之，似钟磬声，日渐瘦恶，用茱萸、木香等分，煎汤饮，即愈。

（何靖摘自《奇症汇》）

Zhī Jiān Rú Shí

Yī rén hán rè bù zhǐ, yuè jīng hòu, sì zhī jiān rú shí, yǐ wù jī zhī, sì zhōng qìng shēng, rì jiàn shòu è, yòng zhū yú, mù xiāng děng fēn, jiān tāng yǐn, jí yù.

（Hé Jìng zhāi zì《Qí Zhèng Huì》）

Limbs as Hard as Stone

A woman had alternate spells of chills and fever, and after menstruation her limbs became as hard as stone. They would even make a sound like the tolling of bells and stone-chime when someone hit them. She was slowly pining away. A decoction with equal amounts of evodia and aucklandia root was used to cure her.

（From *Collection of Strange Diseases*）

（Translator He Jing）

Glossary

alternate ['ɔːltəneit] *adj*. 轮流的，交替的

toll [təul] *n*. 敲
stone-chime *n*. 编磬
pining away 消瘦；憔悴

第二节　神志病
Shén Zhì Bìng
Section Two　Mental Disease

功名不遂，大狂七年

鲍，三十二岁，十月初二日。

大狂七年，先因功名不遂而病，本京先医、市医、儒医，已历不少，既徽州医、杭州医、苏州医、湖北医，所阅之医，不下数百矣。大概补虚者多，攻实者少。间有已时，不旋踵而发。

余（吴鞠通）初诊时，见其蓬首垢面，下体俱赤，衣不遮身，随作随毁，门窗分碎，随钉随拆，械系手足，外有铁索数根，锢锁于大石盘上，言语之乱，形体之羸，更不待言。细询其情，每日非见妇人不可，妇人不愿见，彼尽闹不可，叫号声嘶，哀鸣令人不可闻，只得令伊芳姬外家强侍之，然后少安，次日仍然，无一日之空。

诊其六脉，弦长而劲，余曰："此实证，非虚证也。"于是用极苦以泻心胆二经之火，泻心者必泻小肠，病在脏，治其腑也，但无出路，亦必泻小肠也。

龙胆草（三钱）胡黄连（三钱）天门冬（三钱）细生地（三钱）丹皮（三钱）大麦冬（三钱，连心）

服二帖而大效，妄语少而举动安静，初三日，见其效也。以为久病体虚，恐过刚则折，用病减者，减其制例，于原方减苦药，加补阴之甘润。初五日，病家来告云："昨服改方二帖，病势大重，较前之叫哮妄语，加数倍之多，无一刻静，此症想不能治，谅其必死，先生可不诊矣。"余曰："不然，初用重剂而大效，继用轻剂加补阴而大重，吾知进退矣。"复诊其脉，弦长而数，于是重用苦药。

龙胆草（六钱）洋芦荟（六钱）天冬（五钱）麦冬（五钱，连心）胡黄连（五钱）秋石（二钱）乌梅肉（五钱）

一气六帖，一日较一日大效，至十一日大为明白。于是将其得病之由，因伊念头之差，其念头之差因未识文章至高之境，即欲至高，尚有命在，非人力所能强为，何怒之有。人生以体亲心为孝,痛乎责之,俯首无辞。以后渐去苦药,加补阴,半月而后,去刑具,着衣冠,同跪拜,神识与好人无异。服专翕大生膏*一料而大壮,下科竟中矣。

(曲丽芳摘自《吴鞠通医案·癫狂》)

Gōng Míng Bù Suí, Dà Kuáng Qī Nián

Bào, sān shí èr suì, shí yuè chū èr rì.

Dà kuáng qī nián, xiān yīn gōng míng bù suìér bìng, běn jīng xiān yī, shì yī, rú yī, yǐ lì bù shǎo, jì Huīzhōu yī, Hángzhōu yī, Sūzhōu yī, Húběi yī, suǒ yuè zhī yī, bù xià shù bǎi yǐ. Dà gài bǔ xū zhě duō, gōng shí zhě shǎo. Jiān yǒu yǐ shí, bù xuán zhǒng ér fā.

Yú (Wú Jútōng) chū zhěn shí, jiàn qí péng shǒu gòu miàn, xià tǐ jù chì, yī bù zhē shēn, suí zuò suí huǐ, mén chuāng fēn suì, suí dīng suí chāi, xiè xì shǒu zú, wài yǒu tiě suǒ shù gēn, gù suǒ yú dà shí pán shàng, yán yǔ zhī luàn, xíng tǐ zhī léi, gèng bù dài yán. Xì xún qí qíng, měi rì fēi jiàn fù rén bù kě, fù rén bù yuàn jiàn, bǐ jǐn nào bù kě, jiào háo shēng sī, shuāi míng lìng rén bù kě wén, zhǐ dé lìng yī fāng jī wài jiā qiáng shì zhī, rán hòu shāo ān, cì rì réng rán, wú yī rì zhī kòng.

Zhěn qí liù mài, xuán cháng ér jìn, yú yuē: "Cǐ shí zhèng, fēi xū zhèng yě." Yú shì yòng jí kǔ yǐ xiè xīn dǎn èr jīng zhī huǒ, xiè xīn zhě bì xiè xiǎo cháng, bìng zài zàng, zhì qí fǔ yě, dàn wú chū lù, yì bì xiè xiǎo cháng yě.

Lóng dǎn cǎo (sān qián), hú huáng lián (sān qián), tiān mén dōng (sān qián), xì sheng dì (sān qián), dān pí (sān qián), dà mài dōng (sān qián, lián xīn).

Fú èr tiē ér dà xiào, wàng yǔ shǎo ér jǔ dòng ān jìng, chū sān rì, jiàn qí xiào yě. Yǐ wéi jiǔ bìng tǐ xū, kǒng guò gāng zé shé, yòng bìng jiǎn zhě, jiǎn qí zhì lì, yú yuán fāng jiǎn kǔ yào, jiā bǔ yīn zhī gān rùn. Chū wǔ rì, bìng jiā lái gào yún: "zuó fú gǎi fāng èr tiē, bìng shì dà zhòng, jiào qián zhī jiào xiào wàng yǔ, jiā shù bèi zhī duō, wú yī kè jìng, cǐ zhèng xiǎng bù néng zhì, liàng qí bì sǐ, xiān shēng kě bù zhěn yǐ." Yú yuē: "Bù rán, chū yòng zhòng jì ér dà xiào, jì yòng qīng jì jiā bǔ yīn ér dà zhòng, wú zhī jìn tuì yǐ." Fù zhěn qí mài, xuán cháng ér shù, yú shì zhòng yòng kǔ yào.

Lóng dǎn cǎo (liù qián), yáng lú huì (liù qián), tiān dōng (wǔ qián), mài dōng (wǔ qián, lián xīn), hú huáng lián (wǔ qián), qiū shí (èr qián) wū méi ròu (wǔ qián).

Yī qì liù tiē, yī rì jiào yī rì dà xiào, zhì shí yī rì dà wéi míng bái. Yú shì jiāng qí dé bìng zhī yóu, yīn yī niàn tou zhī chā, qí niàn tou zhī chā, yīn wèi shí wén zhāng zhì gāo zhī jìng, jí yù zhì gāo, shàng yǒu mìng zài, fēi rén lì suǒ néng wéi, hé nù zhī yǒu. Rén shēng yǐ tǐ qīn xīn wèi xiào, tóng hū zé zhī, fǔ shǒu wú cí. Yǐ hòu jiàn qù kǔ yào, jiā bǔ yīn, bàn yuè ér hòu, qù xíng jù, zhuó yī guān, tóng guī bài, shén shí yǔ hǎo rén wú yì. Fú Zhuān xī dà shēng gāo yī liáo ér dà zhuàng, xià kē jìng zhòng yǐ.

(Qū Lìfāng zhāi zì《*Wú Jū Tōng Yī An • Diān Kuáng*》)

A Case of Mania for Seven Years after Failure

A 32-year-old man had been insane for 7 years after he failed the imperial examination. He had been diagnosed and treated by hundreds of doctors from his hometown Huizhou, as well as Hangzhou, Suzhou and Hubei Hospitals. Occasionally he was well and normal, but after a while he became insane again. Most of his doctors had chosen treatment methods to tonify rather than reduce.

When I (Wu Jutong 1757—1841) first saw him, his face was dirty and his hair disheveled, he was in rags and his private parts which appeared totally red were exposed. The doors and windows were destroyed and smashed to pieces and he had removed all their nails. Wherever he went, there was bound to be chaos and mess. His family had to tie his hands and feet to a big millstone with iron chains, not to mention what kind of confusion he was in, and how thin and weak he was. Further inquiry showed that everyday he was eager to see women, and if he was not fulfilled he would fly into a rage, shouting and whining hoarsely in a way that was unbearable to hear. His family had to ask maids and concubines to serve him so that he could calm down, but the same thing would happen again the next day.

I felt his pulse and found that all six positions were taut, long and powerful which indicated he had an excess and not a vacuity syndrome. So I gave him the bitterest herbs in order to clear heat from heart and gallbladder channels. In some cases when the zang organs have problems, we treat their interior-exteriorly related fu organs. According to this theory, I cleared the man's heart heat by purging the stool and urine to clear heat via his small intestine.

Gentian root (9 g), coptis rhizome (9 g), asparagus tuber (9 g), fresh rehmannia (9 g), tree peony root coxtex (9 g), ophiopogon tuber (9 g)

After only 2 days there was a big change — cry and rave much less, and to behave much more quietly, and by the third day the effect of the formula was obvious. But I thought that, because of the long course of the disease, he was too weak to bear the harsh properties of the formula. It is said that too much hardness will result in a break, so I reduced the bitter herbs and added some with sweet and rich properties to nourish yin—fluids. On the fifth day the patient's family sent someone, saying that after taking 2 doses of the new formula yesterday, he suddenly became much worse. He cried and raved much more again and was unable to calm down for even one minute. His family thought that maybe this kind of disease couldn't be cured and he was certain to die, so they asked me not to treat him any more. But I didn't think so. The first formula was harsh but had been very effective, and when the more gentle yin-nourishing formula was given his condition deteriorated again. It seemed I had initially understood the nature of his symptoms after all. I checked his pulse again, which was still taut, long and rapid, so I increased the content of the bitter herbs.

Gentian root (18 g), barbados aloe (18 g), asparagus tuber (15 g), ophiopogon tuber (15 g), coptis rhizome (15 g), dendrobium (6 g), smoked plum (15 g)

He took the formula for 6 days and his condition gradually improved. By day eleven he was clear-headed and could communicate with people, and I was able to tell him why he had become ill. With a narrow view and wrong understanding of beauty and the limits of life, he had absolutely no perspective on the complexity and importance of life (the supreme realm). He had limited himself to his own desires and when he failed, he flew into a rage. It was so fortunate to live in the world, how could he be angry with his circumstances? What's more, one of the most important things in the world is to honor and take care of our parents. Hearing my criticism, he bent his head and said nothing. As the days passed I reduced the bitter herbs of the formula and added some that would nourish the yin. After half a month, the chains were removed, he dressed himself carefully and kneeled to express his gratitude to me. By this time, he was as normal as everyone else. Thereafter he became stronger and stronger by taking Zhuan Xi Da Sheng Ointment* and unexpectedly succeeded in the imperial examination in the following year.

(From *Wu Jutong Medical Records* · *Mania*)

(Translator Zhao Shenshen and Qu Lifang)

---

* 专翕大生膏 Zhuān Xī Dà Shēng Gāo/Ingredients of Zhuan Xi Da Sheng Ointment 人参 rén shēn/ginseng root (*Ginseng Radix*) 1 000 g 茯苓 fú líng/poria (*Poria*) 1 000 g 龟板 guī bǎn/fesh-water turtle plastron (*Testudinis Plastrum*) 500 g 乌骨鸡 wū gǔ jī/black-bone chicken (*Gallus Domesticus*) 1 pair 鳖甲 biē jiǎ/ Chinese soft-shelled turtle shell (*Trionycis Carapacis*) 500 g 牡蛎 mǔ lì/oyster shell (*Ostreae Concha*) 500 g 鲍鱼 bào yú/sea-ear (*Abalone*) 1 000 g 海参 hǎi shēn/sea cucumber (*Stichopus*) 1 000 g 白芍 bái sháo/white peony root (*Paeoniae Radix Alba*) 1 000 g 五味子 wǔ wèi zǐ/schisandra fruit (*Schisandrae Fructus*) 250 g 麦门冬 mài mén dōng/ophiopogon tuber (*Ophiopogonis Radix*) 1 000 g 羊腰子 yáng yāo zǐ/*Sheep Kidney* 8 pair 猪骨髓 zhū gǔ suǐ/porcine bone marrow (*Porcine Bone Marrow*) 500 g 鸡子黄 jī zǐhuáng/*Chicken Egg Yolk* 20 g 阿胶 ē jiāo/ass-hide glue (*Asini Corii Colla*) 1 000 g 莲子 lián zǐ/ lotus seed (*Nelumbinis Semen*) 1 000 g 芡实 qiàn shí/Euryale seeds (*Euryales Semen*) 1 500 g 熟地黄 shú dì huáng/cooked rehmannia root (*Rehmanniae Radix Preparata*) 1 500 g 沙苑蒺藜 shā yuàn jí lí/ complanate astragalus seed (*Astragali Complanati Semen*) 500 g 白蜜 bái mì/*Whitish Honey* 500 g 枸杞子 gǒu qǐ zǐ/lyceum fruit (*Lycii Fructus*) 500 g

Glossary

insane [in'sein] *adj*. 疯狂的；精神病的；极愚蠢的

disheveled [di'ʃevəld] *adj*. 不整洁的；凌乱的

concubine ['kɔŋkjubain] *n*. 妾；情妇；姘妇

gallbladder ['gɔːlˌblædə] *n*. 胆囊

urine ['juərin] *n*. 尿；小便；下泉

nourish ['nʌriʃ] *vt*. 滋养，施肥于

criticism ['kritisizəm] *n*. 批评，批判

purging [pəːdʒ] *n*. 净化；泻药；*vt*. 净化；清洗；通便；*vi*. 净化；通便

rave [reiv] *n*. 咆哮；胡言乱语；*vi*. 咆哮；胡言乱语；*vt*. 咆哮；语无伦次地说

以其所好，治其洞泄

　　昔闻山东杨先生，治府主洞泄不已。杨初未对病人，与众人谈日月星辰缠度，及风云雷雨之变，自辰至未，病者听之而忘其圊。

　　杨尝曰："治洞泄不已之人，先问其所好之事。好棋者，与之棋；好乐者，与之笙笛，勿辍。"

（曲丽芳摘自《儒门事亲》）

Yǐ Qí Suǒ Hào, Zhì Qí Dòng Xiè

　　Xī wén Shāndōng Yáng xiān shēng, zhì fǔ zhǔ dòng xiè bù yǐ. Yáng chū wèi duì bìng rén, yǔ zhòng rén tán rì yuè xīng chén chán dù, jí fēng yún léi yǔ zhī biàn, zì chén zhì wèi, bìng zhě tīng zhī ér wàng qí qīng.

　　Yáng cháng yuē: "Zhì dòng xiè bù yǐ zhī rén, xiān wèn qí suǒ hào zhī shì. Hǎo qí zhě, yǔ zhī qí; hǎo luè zhě, yǔ zhī shēng dí, wù chuò. "

（Qū Lìfāng zhāi zì《Rú Mén Shì Qīn》）

Asking after a Person's Interests to Treat Their Diarrhea

I had heard about Doctor Yang in Shandong Province, and his treatment of a lord who had severe and constant diarrhea. Before attending to his patient, Yang entertained his host's entire family with stories about astronomy, extreme weather and the celestial circles. Yang's tales were so riveting that the Lord was engrossed and so distracted from his illness that he did not have to defecate throughout the reception.

Yang later explained，"the approach to curing this type of diarrhea is to distract the patient from their condition by asking about their interests. Discuss Go and Chess with those who enjoy board games，flutes and organs with those who enjoy music，and hold the conversation for as long as possible."

（From *Confucians' Duties to Their Parents*）

（Translator Xie Yongqi）

Glossary

diarrhea [daiə'riə] *n*. 腹泻

defecate ['defikeit] *v*. 澄清；*vt*. 排便

celestial [si'lestiəl] *adj*. 天上的，天空的；*n*. 神仙，天堂里的居民

riveting ['rivitiŋ] *adj*. 吸引人的；*n*. ［机］铆接；*v*. 用铆钉固定；集中于……

engross [in'grəus；en-] *vt*. 使全神贯注；独占；吸引

distract [di'strækt] *vt*. 转移；分心

行经太早，血虚脏躁

陈室女，年十五岁，脉弦数，时时欲哭，每日哭四五次，劝住一时，又哭。无故而然，每逢经后更甚。此行经太早，脏气躁也。与《金匮》甘麦大枣汤以润之，服十剂渐愈。后服专翕大生膏四斤全安。

（曲丽芳摘自《吴鞠通医案·脏躁》）

Xíng Jīng Tài Zǎo, Xuè Xū Zàng Zào

Chén shì nǚ, nián shí wǔ suì, mài xuán shù, shí shí yù kū, měi rì kū sì wǔ cì, quàn zhù yī shí, yòu kū. Wú gù ér rán, měi féng jīng hòu gèng shèn. Cǐ xíng jīng tài zǎo, Záng qì zào yě. Yǔ 《Jīn Guì》 Gān mài dà zǎo tāng yǐ rùn zhī, fú shí jì jiàn yù. Hòu fú Zhuān xī dà shēng gāo sì jīn quán ān.

（Qū Lìfāng zhāi zì《Wú Jū Tōng Yī An · Zàng Zào》）

Early Menstrual Periods Result in Blood Vacuity Visceral Agitation

A 15 year-old female named Chen presented with a wiry pulse and depression with crying 4 or 5 times a day. If her outbursts were stopped by counseling, they would resume shortly afterwards. She experienced emotional instability even when there were no provoking factors, and her symptoms worsened after her menstrual period. According to these signs, the root of her problem lay with her early menstrual periods causing blood vacuity and dryness of the viscus. After consuming 10 doses of the Golden Cabinet's Licorice, Wheat and Jujube Decoction Chen began to recover, and after using 4 jin(about 2 kilograms)of Zhuan Xi Da Sheng Ointment, she was completely cured.

(From *Wu Jutong's Medical Records* · *Visceral Agitation*)

(Translator Xie Yongqi)

Glossary

menstrual ['menstruəl] *adj*.月经的,每月的

outburst ['autbə:st] *n*.（火山、情感等的）爆发;破裂

provokeing [prə'vəuk] *vt*.驱使;激怒;煽动;惹起

阴血养胎，脏躁欲哭

管先生治一妊娠四五个月，脏躁悲伤。遇书则惨感泪下，数欠，像若神灵，如有所凭，医与巫皆无所益，与仲景大枣汤，一投而愈。

（曲丽芳摘自《医学纲目》）

Yīn Xuè Yǎng Tāi, Zàng Zào Yù Kū

Guǎn xiān shēng zhì yī rèn shēn sì wǔ gè yuè, zàng zào bēi shāng. Yù shū zé cǎn gǎn lèi xià, shù qiàn, xiàng ruò shén líng, rú yǒu suǒ píng, yī yǔ wū jiē wú suǒ yì, yǔ Zhòngjǐng Dà zǎo tāng, yī tóu ér yù.

（Qū Lìfāng zhāi zì《Yī Xué Gang Mù》）

Yin Blood Nourishing the Fetus can Cause Visceral Agitation

Doctor Guan treated a woman who become depressed (suffer with visceral agitation) 4 or 5 months after pregnancy. The patient presented with severe prenatal depression. While reading she would cry at every slightly touching scene, and she would yawn so often throughout the day that she resembled a ghost. Many doctors and shamans had tried their hand at curing her and all had failed, until Doctor Guan prescribed Zhang Zhongjing's Licorice, Wheat and Jujube Decoction. She was cured with just one dose.

（From Compendium of Medicine）
（Translator Xie Yongqi）

Glossary

prenatal [priː'neit(ə)l] *adj*. 产前的，胎儿期的
depression [di'preʃn] *n*. 萎靡不振，沮丧；下陷处
resemble [ri'zemb(ə)l] *vt*. 类似，像

心经有火, 常捻指笑

戴人之次子, 自出妻后, 天瘦, 语如瓮中, 此病在中也。常捻第三指失笑, 此心火也。约半载, 日饮冰雪, 更服凉剂。

戴人曰: "恶雪则愈矣。"其母惧其大寒。戴人骂曰: "汝亲也, 吾用药如鼓应桴, 尚恶凉药, 宜乎世俗之谤我也。"至七月, 厌冰不饮, 病日解矣。

(曲丽芳摘自《儒门事亲·火形》)

Xīn Jīng Yǒu Huǒ, Cháng Niǎn Zhǐ Xiào

Dài rén zhī cì zǐ, zì chū qī hòu, tiān shòu, yǔ rú wèng zhōng, cǐ bìng zài zhōng yě. Cháng niǎn dì sān zhǐ shī xiào, cǐ xīn huǒ yě. Yuē bàn zǎi, rì yǐn bīng xuě, gèng fú liáng jì.

Dài rén yuē: "Wù xuě zé yù yǐ." Qí mǔ jù qí dà hán. Dài rén mà yuē: "Rǔ qīn yě, wú yòng yào rú gǔ yīng fú, shàng wù liáng yào, yí hū shì sú zhī bàng wǒ yě." Zhì qī yuè, yàn bīng bù yǐn, bìng yuē jiě yǐ.

(Qū Lìfāng zhāi zì《Rú Mén Shì Qīn · Huǒ Xíng》)

Fire in the Heart Channel Causing the Patient to Pinch Finger and Laugh Uncontrollably

Ever since Dairen's second son divorced his wife, he progressively lost weight, and his voice sounded muffled as if he was speaking from inside a jar. This signified that the illness originated from the middle part of his body. The son frequently pinched his third fingers and laughted uncontrollably, a sign indicating heart fire. Dai Ren questioned his son who admitted to drinking ice-cold drinks for the past half-year.

Dairen* prepared a cool decoction and instructed him, "You will recover if you stay away from those drinks. The son's mother worried that the herbs were too cold." Dairen admonished her too, "You are his mother! As a successful doctor, I have always been praised for my marvelous and careful choice of herbs for decoction. If the Medical World knew that my son was afraid of taking a cool decoction, I would become a laughing stock!" Hence Dairen's son abstained from ice-cold drinks, and in seven months he recovered.

(From *Confucians' Duties to Their Parents* · *Fire*)

(Translator Xie Yongqi)

Glossary

pinch [pintʃ] *vt*. 捏，掐

progressively [prə'gresivli] *adv*. 渐进地；日益增多地

admonish [əd'mɔniʃ] *vt*. 告诫；劝告

---

* Real name is Zhang Congzheng (1156—1228), style is Zi He, and his nickname is Dairen.

心疾幻视，见物如狮

一人患心疾，见物如狮子，伊川先生教以手直前捕之，见其无物，久久自愈。岂非真能破伪，伪难饰邪，此圣门正心之学。然使昏愦，此法难用。医者能求其因而解之，即轩岐传传之学矣。

（曲丽芳摘自《古今医案按·癫狂》）

Xīn Jí Huàn Shì, Jiàn Wù Rú Shī

Yī rén huàn xīn jí, jiàn wù rú shī zi, Yī Chuān xiān shēng jiào yǐ shǒu zhí qián bǔ zhī, jiàn qí wú wù, jiǔ jiǔ zì yù. Qǐ fēi zhēn néng pò wěi, wěi nán shì xié, cǐ shèng mén zhèng xīn zhī xué. Rán shǐ hūn kuì, cǐ fǎ nán yòng. Yī zhě néng qiú qí yīn ér jiě zhī, jí Xuān Qí chuán chuán zhī xué yǐ.

（Qū Lìfāng zhāi zì《*Gǔ Jīn Yī Àn Àn · Diān Kuáng*》）

Psychological Illness with Lion Hallucinations

A patient with a psychological disorder was having lion hallucinations, so Master Yi Chuan* asked him to stretch out his arms and try to catch one. After realizing that the lions did not exist, the patient slowly recovered. This method shows that the truth can shatter illusions. It is a sage healing

---

* Real name is Cheng Yi (1033—1107), style is Zhengshu — a neo-Confucian philosopher, scholar and educator.

method that enlightens the heart and mind, but which is ineffective against severe dementia and senility. Therefore, in cases of severe psychological problems, the doctor should carefully diagnose the patient and use Chinese medicine theory to cure the root of the illness, this is the knowledge that HuangDi handed down to Qi Bo heart-to-heart.

（From *Ancient Medical Records Press*, *Mania*）

（Translator Xie Yongqi）

Glossary

hallucination ［hə͵luːsiˈneiʃn］ *n*. 幻觉

shatter ［ˈʃætə］ *n*. 碎片；乱七八糟的状态；*vt*. 粉碎；使散开；

  vi. 粉碎

喜笑不休

一妇，喜笑不休半年矣，诸医治之术穷，张曰："此易治耳。"
以食盐三两，成块烧令通红，放冷研细，以河水一大碗，煎三五沸，温分三服。须臾探吐，出痰半升，次服大剂黄连解毒汤，不数日而笑止。

（何靖摘自《奇症汇》）

Xǐ Xiào Bù Xiū

Yī fù, xǐ xiào bù xiū bàn nián yǐ, zhū yī zhì zhī shù qióng, Zhāng yuē: "Cǐ yì zhì ěr."

Yǐ shí yán sān liǎng, chéng kuài shāo lìng tōng hóng, fàng lěng yán xì, yǐ hé shuǐ yī dà wǎn, jiān sān wǔ fèi, wēn fēn sān fú. Xū yú tàn tǔ, chū tán bàn shēng, cì fú dà jì Huáng lián jiě dú tāng, bù shù rì ér xiào zhǐ.

（Hé Jìng zhāi zì《*Qí Zhèng Huì*》）

Laughing All the Time

A woman couldn't stop laughing for half a year. All the doctors she visited were unable to cure her. One day, she went to visit Doctor Zhang, who said, "This is easy to cure. (And he told her to make a decoction as follows:)

Heat a 3 liang (9 g) salt cube till it is red, let it cool before grinding to a powder, then boil the salt powder in river water. After taking the decoction 3 times, she began

vomitting and spat out about half a litre of phlegm. Then,
after taking Coptis Decoction to Resolve Toxicity for several
days, her abnormal laughing finally stopped.

(From *Collection of Strange Diseases*)

(Translator He Jing)

Glossary

cube [kjuːb] *n*. 立方形, 立方体
coptis [ˈkɔptis] *n*. 黄连

神识昏乱

骤尔触惊,神出于舍,舍空痰入,神不得归,是以有恍惚混乱等证。治当逐痰以安神脏。

半夏、胆星、钩藤、竹茹、茯神、橘红、黑栀、枳实。

（姚佳音摘自《柳选四家医案》）

Shén Shí Hūn Luàn

Zhòu ěr chù jīng, shén chū yú shè, shè kōng tán rù, shén bù dé guī, shì yǐ yǒu huǎng hū hǔn luàn děng zhèng. Zhì dāng zhú tán yǐ ān shén záng.

Bàn xià, dǎn xīng, gōu téng, zhú rú, fú shén, jú hóng, hēi zhī, zhǐ shí

（Yáo Jiāyīn zhāi zì《Liǔ Xuǎn Sì Jiā Yī Àn》）

A Case of Dazed and Confused Mind

Frightened suddenly, the shen (spirit/mind) may leave its residence, and in its absence phlegm can enter. While phlegm occupies its residence the shen cannot return and the patient suffers with stupor and confusion. Treatment should remove phlegm to settle the shen.

Pinellia rhizome, prepared pulvis arisaemae (dan nan xing), uncaria (gambir) vine, bamboo shavings, root-bound tuckahoe (poria), red tangerine peel, black gardenia, unripe bitter orange

（From *Selected Cases from Four Famous Doctors by Liu*）

（Translator Yao Jiayin）

Glossary

trance ［trɑːns］ *n*. 恍惚；出神；着迷，入迷；*vt*. 使恍惚；使发呆

stupor ［ˈstjuːpə］ *n*. 昏迷，恍惚；麻木

痰火迷心

上年夏季，痰火迷心，神呆语乱，愈后至今复发。现诊脉浮小弱，舌心红而苔白，语言错乱，哭笑无常。凭脉而论，似属心风。盖由风入心经，蕴热蒸痰所致。用《本事方》独活汤。

独活、防风、淡芩、山栀、元参、鲜地、茯苓、甘草、橘红、竹叶、石菖蒲、胆星。

（姚佳音摘自《王旭高临证医案》）

Tán Huǒ Mí Xīn

Shàng nián xià jì, tán huǒ mí xīn, shén dāi yǔ luàn, yù hòu zhì jīn fù fā. Xiàn zhěn mài fú xiǎo ruò, shé xīn hóng ér tāi bái, yǔ yán cuò luàn, kū xiào wú cháng. Píng mài ér lùn, sì shǔ xīn fēng. Gài yóu fēng rù xīn jīng, yùn rè zhēng tán suǒ zhì. Yòng《*Běn shì fāng*》Dú huó tāng.

Dú huó, fang fēng, dàn qín, shān zhī, yuán shēn, xiān dì, fú líng, gān cǎo, jú hóng, zhú yè, shí chāng pú, dǎn xīng.

（Yáo Jiāyīn zhāi zì《*Wáng Xù Gāo Lín Zhèng Yī Àn*》）

A Case of Phlegm Fire Confounds the Heart

In the last summer, the patient's heart had been obstructed by phlegm fire, his shen was affected and he was talking nonsense. Now the problem has returned: his pulse is floating, weak and small; his tongue is red with a white coating. He talks nonsense with abnormal laughing and weeping. According to his pulse, it seems to be heart wind. Wind has entered the heart channel, where accumulated heat has steamed the phlegm. Treated with the radix angelicae pubescentis Decoction from The Origins of Forumulas'.

Pubescent angelica root, ledebouriella root, scutellaria (dan qin alternate name for huang qin), gardenia fruit (shan zhi alternate name for zhi zi), ningpo figwort root (yuan shen alternate name for xuan shen), rehmannia root, tuckahoe (poria), licorice root, red tangerine peel, lophatherum (bamboo) stem and leaves, grassleaf sweetflag rhizome, prepared pulvis arisaemae (dan nan xing).

(From *Clinical Cases of Wang Xugao*)

(Translator Yao Jiayin)

Glossary

radix ['reidiks] *n*. 根
radix angelicae pubescentis 独活

血府有瘀

郁师母月事不行三月,胸闷而善叹息,心悸不寐,入寐则梦,病来如有神灵所作。脉弦涩,皆是血府有瘀所致,作虚证治,则误矣。

当归(三钱) 生地(四钱) 桃仁(三钱) 红花(三钱) 甘草(一钱) 枳壳(二钱) 赤芍(三钱) 柴胡(三钱) 川芎(二钱)

（姚佳音摘自《范文甫专辑》）

Xuè Fǔ Yǒu Yū

Yù shī mǔ yuè shì bù xíng sān yuè, xiōng mèn ér shàn tàn xī, xīn jì bù mèi, rù mèi zé mèng, bìng lái rú yǒu shén líng suǒ zuò. Mài xuán sè, jiē shì xuè fǔ yǒu yū suǒ zhì, zuò xū zhèng zhì, zé wù yǐ.

Dāng guī (sān qián), sheng dì (sì qián), táo rén (sān qián), hóng huā (sān qián), gān cǎo (yī qián), zhǐ ké (èr qián), chì sháo (sān qián), chái hú (sān qián), chuān xiōng (èr qián).

(Yáo Jiāyīn zhāi zì《Fàn Wén Fǔ Zhuān Jí》)

A Case of the Blood Stasis in the "Mansion of Blood"

Master Yu's wife had amenorrhea for three months because of depression. She suffered with chest oppression, sighing, palpitations and insomania, and even when she did sleep she had many dreams. It was as if she was controlled by gods. Her pulse was uneven, and her symptoms were all due to the blood stasis in the "mansion of blood" (in the area above the diaphragm), so it would be wrong to treat her for a vacuity pattern.

Chinese angelica root, 3 qian (9 g); fresh rehmannia root, 4 qian (12 g); peach kernel, 3 qian; safflower flower, 3 qian; licorice root, 1 qian (3 g); bitter orange, 2 qian (6 g); red peony root, 3 qian (9 g); bupleurum, 3 qian (9 g); Szechuan lovage root 2 qian (6 g).

(From *Special Collection of Fan Wenfu*)

(Translator Yao Jiayin)

Glossary

amenorrhea [eimenə'riːə] *n*. 无月经(因生病或怀孕)

oppression [ə'preʃn] *n*. 压抑;镇压;压迫手段;沉闷;苦恼

梦日愈病

齐景公患水疾,卧床十余日,夜梦与二太阳斗,败。公沮丧,疑不祥之兆。

公欲人占梦。晏子言不必,告公曰:"公所病者,阴也;日者,阳也。一阴不胜二阳,示病将愈。"

三日后,病果愈。

(曲丽芳摘自《晏子春秋·内篇》)

Mèng Rì Yù Bìng

Qí Jǐng Gōng huàn shuǐ jí, wò chuáng shí yú rì, yè mèng yǔ èr tài yáng dòu, bài. Gōng jǔ sàng, yí bù xiáng zhī zhào.

Gōng yù rén zhān mèng. Yàn zi yán bù bì, gào Gōng yuē: "Gōng suǒ bìng zhě, yīn yě; rì zhě, yáng yě. Yī yīn bù shèng èr yáng, shì bìng jiāng yù."

Sān rì hòu, bìng guǒ yù.

(Qū Lìfāng zhāi zì《Yàn Zi Chūn Qiū · Nèi Piān》)

Dreaming of Two Suns Indicates Recovery from Edema

Qi Jinggong (547—490 BC, the King of Qi Country) had lain in his bed for more than 10 days suffering with edema. One night, he dreamt he was fighting with 2 suns, and was defeated. He thought it was an ominous sign and felt very depressed.

Qi Jinggong wanted somebody to interpret the dream. Yanzi said it was unnecessary, and told Qi Jinggong, "your edema belongs to yin, the sun is yang. 1 yin is defeated by 2 suns, which indicates your disease will be cured."

3 days later he really did recover.

(From *Inner Chapters of Yanzi's in the Spring and Autumn Annals*)

(Translator Qu Lifang)

Glossary

edema [i'di:mə] *n*. 水肿
ominous ['ɔminəs] *adj*. 预兆的；不吉利的

心中有佛

佛印与苏东坡聊禅,东坡先生忽然说:"我打坐时看到大师是一团牛粪。"

佛印淡然回道:"我打坐时看到你是如来。"

东坡以为占了便宜,洋洋得意,回家与苏小妹说起,苏小妹认为哥哥吃亏了:"师傅看你是佛,说明他心里是佛,你看别人是牛粪,说明你心里是牛粪。"东坡恍然大悟。

(曲丽芳改编自《苏东坡传》)

Xīn Zhōng Yǒu Fó

Fó Yìn yǔ Sū Dōngpō liáo chán, Dōngpō xiān shēng hū rán shuō: "Wǒ dǎ zuò shí kàn dào dà shī shì yī tuán niú fèn."

Fó Yìn dàn rán huí dào: "Wǒ dǎ zuò shí kàn dào nǐ shì rú lái."

Dōngpō yǐ wéi zhàn le pián yí, yáng yáng dé yì, huí jiā yǔ Sū Xiǎomèi shuō qǐ, Sū Xiǎomèi rèn wéi gē gē chī kuī le: "Shī fù kàn nǐ shì fó, shuō míng tā xīn lǐ shì fó, nǐ kàn bié rén shì niú fèn, shuō míng nǐ xīn lǐ shì niú fèn." Dōngpō huǎng rán dà wù.

(Qū Lìfāng gǎi biān zì《Sū Dōng Pō Zhuán》)

With Buddha in the Heart

Fo Yin, an imperial monk, and Su Dongpo (1037—

1101) were chatting about meditation one day, when Dongpo suddenly said, "While I meditating, I saw you as a pile of cow dung."

Fo Yin replied calmly, "While I was meditating, I saw you as the Buddha-tathāgata."

Su Dongpo thought he had won this exchange, and upon returning home he gleefully informed his sister, Su Xiaomei, of the conversation. However, Su Xiaomei thought that her brother had suffered the disadvantage, "The Master sees the spirit of Buddha in others, and this shows that his own spirit is zen like the Buddha; meanwhile you see others as a pile of cow dung, and this shows that your mindset is vulgar just like dung." It was only then that Su Dongpo realized his fault.

(Adapted from the *Biography of Su Dongpo*)

(Translator Xie Yongqi)

Glossary

imperial [imˈpiəriəl] *adj*. 帝国的；皇帝的；至高无上的；威严的
meditation [mediˈteiʃ(ə)n] *n*. 冥想；沉思，深思
visualize [ˈviʒuəlaiz] *vt*. 形象，形象化；想像，设想
Buddha-tathāgata 佛如来
gleefully [ˈgliːfəli] *adv*. 欢欣地；极快乐地
vulgar [ˈvʌlgə] *adj*. 粗俗的；通俗的；本土的

第三节　外感热病

Wài Gǎn Rè Bìng

Section Three　Exogenous Febrile Diseases

壅闭热厥

张某,3 岁。

高热喘急 5 日入院,经用寒凉清热之剂等未效。先生(蒲辅周)应邀会诊时,患儿呈深度昏迷,痰壅咳喘,四肢发凉,体温反降至 37.8℃,而脉搏 220 次/分。

但细察有唇焦、舌干、齿燥、舌绛、苔老黄无津,脉细数无力,因断为热厥。

急与清热开窍、益气生津,处方:西洋参 6 克,安宫牛黄散 3 克,以西洋参煎汤,分 5 次冲服安宫牛黄散,两小时一次。药后不待尽剂,皮肤转红润,体温升至 41℃。

仍原方续进,并热水擦浴,促进皮肤血液循环,而闭开汗出,高热消退。

(曲丽芳摘自《蒲辅周医案》)

Yōng Bì Rè Jué

Zhāng mǒu, 3 suì.

Gāo rè chuǎn jí wǔ rì rù yuàn, jīng yòng hán liáng qīng rè zhī jì děng wèi xiào. Xiān shēng (Pú Fǔzhōu) yìng yāo huì zhěn shí, huàn ér chéng shēn dù hūn mí, tán yōng ké chuǎn, sì zhī fā liáng, tǐ wēn fǎn jiàng zhì 37.8℃, ér mài bó 220 cì/fēn.

Dàn xì chá yǒu chún jiāo, shé gān, chǐ zào, shé jiàng, tāi lǎo huáng wú jīn, mài xì shù wú lì, yīn duàn wéi rè jué.

Jí yǔ qīng rè kāi qiào, yì qì shēng jīn, shǔ fāng: xī yáng shēn 6 kè, Ān gōng niú huáng sǎn 3 kè, yǐ xī yáng shēn jiān tāng, fēn 5 cì chōng fú Ān gōng niú huáng sǎn, liǎng xiǎo shí yī cì. Yào hòu bù dài jìn jì, pí fū zhuǎn hóng rùn, tǐ wēn shēng zhì 41℃.

Réng yuán fāng xù jìn, bìng rè shuǐ cā yù, cù jìn pí fū xuě yè xún huán, ér bì kāi hàn chū, gāo rè xiāo tuì.

(Qū Lìfāng zhāi zì《Pú Fǔzhōu Yī Àn》)

A Case of Heat Reversal

A 3-year-old, family name Zhang.

The infant had been hospitalized with asthma and high fever for 5 days, during which time both cold and heat-clearing formulas were tried and found ineffective. When Doctor Pu Fuzhou (1888—1975) was asked to consult on the case the child was in a deep coma, with cold limbs, coughing and wheezing. Even though his temperature fell into 37.8℃, the child's pulse was 220 beats per minute.

Further examination showed that his lips were parched, his tongue and teeth were dry, the color of his tongue was deep red, the coating was very dry and yellow, and without fluids, the pulse was thin, rapid and weak. Dr Pu concluded that this was a case of heat reversal [heat syncope], and that treatment should urgently clear the heat, induce resuscitation, tonify qi and nourish the fluids.

Pu Fuzhou prescribed a formula that consisted of American ginseng 6 g, and Calm the Palace Powder with Cattle Gallstone 3 g. The method for taking the medicine was to boil the ginseng to make a soup that was divided into five doses; each dose was taken with the Powder every two hours. Even before he had taken all of the medicine the baby's skin began to turn red and moist, and his temperature rose to 41℃.

They continued to administer the remainder of the formula and, because he was not sweating, they gave him a hot water sponge bath to promote the blood circulation to his skin. This opened the infant's pores and produced a strong sweat, after which the fever subsided.

（From *Pu Fuzhou Case Studies*）

（Translator Zhao Shenshen and Qu Lifang）

Glossary

panting ['pæntiŋ] *v*. 脉动；晃动（pant 的现在分词形式）

parched [pɑːtʃt] *adj*. 焦的；炎热的；炒过的；干透的

syncope ['siŋkəpi] *n*. ［内科］晕厥；

resuscitation [riˌsʌsi'teiʃən] *n*. 复苏；复兴；复活

sponge [spʌndʒ] *v*. 用海绵擦抹；sponge bath　*n*. 用海绵擦洗的沐浴

热结旁流

梁某,男,28岁,诊断为流行性乙型脑炎住院。

病已 6 日,曾连服中药清热、解毒、养阴之剂,病势有增无减。会诊时,体温高达 40.3℃,脉象沉数有力,腹满微硬,哕声连续,目赤不闭,无汗,手足妄动,烦躁不宁,有欲狂之势,神昏谵语,四肢微厥,昨日下利纯青黑水,此虽病邪羁踞阳明、热结旁流之象,但未至大实满,而且舌苔秽腻,色不老黄,未可与大承气汤,乃用小承气汤法微和之。

服药后,哕止便通,汗出厥回,神清热退,诸症豁然,再以养阴和胃之剂,调理而愈。

(曲丽芳摘自《蒲辅周医案》)

Rè Jié Páng Liú

Liáng mǒu, nán, 28 suì, zhěn duàn wéi liú xíng xìng yǐ xíng nǎo yán zhù yuàn.

Bìng yǐ 6 rì, céng lián fú zhōng yào qīng rè, jiě dú, yǎng yīn zhī jì, bìng shì yǒu zēng wú jiǎn. Huì zhěn shí, tǐ wēn gāo dá 40.3℃, mài xiàng chén shù yǒu lì, fù mǎn wēi yìng, yuě shēng lián xù, mù chì bù bì, wú hàn, shǒu zú wàng dòng, fán zào bù níng, yǒu yù kuáng zhī shì, shén hūn zhān yǔ, sì zhī wēi jué, zuó rì xià lì chún qīng hēi shuǐ, cǐ suī bìng xié jī jù yáng míng, rè jié páng liú zhī xiàng, dàn wèi zhì dà shí mǎn, ér qiě shé tāi huì nì, sè bù lǎo huáng, wèi kě yǔ Dà chéng qì tāng, nǎi yòng Xiǎo chéng qì tāng fǎ wēi hé zhī.

Fú yào hòu, yuě zhǐ biàn tōng, hàn chū jué huí, shén

qīng rè tuì, zhū zhèng huò rán, zài yǐ yǎng yīn hé wèi zhī jì tiáo lǐ ér yù.

（Qū Lìfāng zhāi zì《Pú Fǔzhōu Yī Àn》）

A Case of Heat Bind with Circumfluence

28-year-old male, his family name was Liang. The patient was diagnosed with epidemic cerebrospinal meningitis and hospitalized.

He had been ill for 6 days, and during this time he had taken heat-clearing, detoxifying and yin-nourishing medicines, but the disease only worsened. During the consultation, the patient's temperature was 40.3℃, his pulse was deep, rapid and forceful, his abdomen felt full and a little hard. Other symptoms included continuous hiccup, red and staring eyes, no sweating, uncontrollable twitching of the hands and feet, with vexation, agitation and restlessness. At times he was comatose and delirious with cold limbs. For the last 2 days he had diarrhea with green and black liquid. Doctor Pu Fuzhou thought that although the evil had occupied the yangming causing heat-bind fecaloma with circumfluent watery discharge, it was not totally a repletion pattern. Moreover, although his tongue coating was greasy the color was not deep yellow, so he could not be given Major Order the Qi Decoction. Accordingly, Dr Pu decided on a milder treatment using Minor Order the Qi Decoction.

After taking the medicine all the symptoms were alleviated: the hiccup stopped and defecation became normal, after sweating the fever abated, his limbs became warm, and his mind became clear. To complete the cure, Pu Fuzhou then prescribed a yin-nourishing and stomach-regulating formula.

(From *Pu Fuzhou Case Studies*)
(Translator Zhao Shenshen and Qu Lifang)

Glossary

epidemic cerebrospinal meningitis ［内科］流行性脑脊膜炎

detoxify ［di:'tɔksifai］ *vt*. 使解毒,去毒

twitch ［twitʃ］ *vi*. 抽搐;抽动;阵痛

fecaloma *n*. 球状硬便;粪结

alleviate ［ə'li:vieit］ *vt*. 减轻,缓和

circumfluence ［sə 'kʌmfluəns］ *n*. 环流;周流

vexation ［vek'seiʃ(ə)n］ *n*. 苦恼;恼怒;令人烦恼的事

agitation ［ædʒi'teiʃ(ə)n］ *n*. 激动;搅动;煽动;烦乱

comatose ［'kəumətəus］ *adj*. 昏迷的;昏睡状态的;麻木的;怠惰的

delirious ［di'liriəs］ *adj*. 发狂的;神志昏迷的;精神错乱的

腺病毒肺炎

谢某,男,8个月。

因患感冒咳嗽 2 周,高热 4 日,经各种检查,确诊为"腺病毒肺炎"。

入院前 2 周,咳嗽痰多,到第 10 日,突然高热不退,伴呕吐夹有奶块痰涎等,食纳差,大便黄色黏稠,日 1～2 次,精神萎靡,时而烦躁。

入院后,即用中药桑菊饮、葛根芩连汤加味、安宫牛黄丸、竹叶石膏汤等内服,均无效。请蒲辅周会诊:体温 38～40℃,无汗、呕吐、下利、呼吸不畅、喉间痰鸣、喘促膈动、面色苍白、胸胀微满、脉虚、舌红、无苔。

属表邪郁闭,痰饮阻肺。治宜辛温开肺,涤痰逐饮。方用射干麻黄汤加减(射干、麻黄、细辛、五味子、干姜、紫菀、半夏、大枣)。2 剂后体温降至正常,烦躁渐息,微咳不喘,喉间痰减,脉缓,舌质红,苔少,以生脉散加减善后,4 日出院。

(曲丽芳摘自《蒲辅周医案》)

Xiàn Bìng Dú Fèi Yán

Xiè Mǒu, Nán, 8 gè yuè.

Yīn huàn gǎn mào ké sou 2 zhōu, gāo rè 4 rì, jīng gè zhǒng jiǎn chá, què zhěn wèi "Xiàn bìng dú fèi yán".

Rù yuàn qián 2 zhōu, ké sou tán duō, dào dì 10 rì, tú rán gāo rè bù tuì, bàn ǒu tù jiā yǒu nǎi kuài tán xián děng, shí nà chà, dà biàn huáng sè nián chóu, rì 1～2 cì, jīng shén wěi mí, shí ér fán zào.

Rù yuàn hòu, jí yòng zhōng yào Sāng jú yǐn, gé gēn qín

lián tāng jiā wèi, Ān gōng niú huáng wán, Zhú yè shí gāo
tāng děng nèi fú, jūn wú xiào. Qǐng Pú Fǔzhōu huì zhěn: tǐ
wēn 38∼40℃, wú hàn, ǒu tù, xià lì, hū xī bù chàng, hóu
jiān tán míng, chuǎn cù gé dòng, miàn sè cāng bái, xiōng
zhǎng wēi mǎn, mài xū, shé hóng, wú tāi.

　　Shǔ biǎo xié yù bì, tán yǐn zǔ fèi. Zhì yì xīn wēn kāi fèi,
dí tán zhú yǐn. Fāng yòng Shè gān má huáng tāng jiā jiǎn
(shè gān, má huáng, xì xīn, wǔ wèi zi, gān jiāng, zǐ wǎn,
bàn xià, dà zǎo). 2 jì hòu tǐ wēn jiàng zhì zhèng cháng, fán
zào jiàn xī, wēi ké bù chuǎn, hóu jiān tán jiǎn, mài huǎn,
shé zhì hóng, tāi shǎo, yǐ Shēng mài sàn jiā jiǎn shàn hòu,
4 rì chū yuàn.

（Qū Lìfāng zhāi zì《Pú Fǔzhōu Yī Àn》）

A Case of Adenovirus Pneumonia

　　8-month-old baby boy, family name was Xie.

　　The baby had caught a cold and been coughing for 2
weeks; for the last 4 days he was suffering with a high fever.
He underwent various examinations and was diagnosed with
adenovirus pneumonia.

　　For two weeks before his hospitalization, he was
coughing with copious phlegm. Suddenly on the tenth day,
he developed a constant high fever and began vomiting milk
mixed with phlegm; he had no appetite and his stool, passed
once or twice a day, was yellow and sticky; he was
uncomfortable and listless [dysphoria], and sometimes
became agitated and restless.

　　While in hospital, he was given Mulberry Leaf and

Chrysanthemum Drink, Pueraria Scutellariae and Coptidis Decoction, Calm the Palace Pills with Cattle Gallstone, and Lophatherum and Gypsum Decoction, all of which proved ineffective. When Doctor Pu Fuzhou was asked to see the child, his temperature was 38~40℃ but with no sweating; he had vomiting and diarrhea; he had dyspnoea with wheezing and asthma. He had a pale face, chest fullness, weak pulse, and a red tongue with no coating.

All the symptoms indicated that an exterior evil constrained and obstructed the surface, and phlegm-fluids blocked the lung. Treatment needed to open the lung using pungent and warm medicines, and to eliminate phlegm-fluids. The formula was Belamcanda and Ephedra Decoction (belamcanda rhizome, ephedra stem, apricot kernel, schisandra fruit, dried ginger rhizome, purple aster root, pinellia rhizome, Chinese date). After two doses the baby's temperature returned to normal and his dysphoria gradually abated; though he still coughed a little there was no wheezing and he had less phlegm in his throat; his pulse was slow, his tongue red with a thin coating. Then he was given Generate the Pulse Powder and after 4 days was discharged from hospital.

(From *Pu Fuzhou Case Studies*)

(Translators Zhao Shenshen and Qu Lifang)

Glossary

adenovirus [ˈædinəuˌvairəs] *n*. 腺病毒

hospitalized [ˈhɑspitlˌaizd] *vt*. 住院；入院就医

dysphoria [disˈfɔriə] *n*. [医] 烦躁不安

Mulberry Leaf and Chrysanthemum Drink 桑菊饮

Pueraria Scutellariae and Coptidis Decoction 葛根芩连汤

Calm the Palace Pills with Cattle Gallstone Pills 安宫牛黄丸

Lophatherum and Gypsum Decoction 竹叶石膏汤

consultation [ˌkɑnsəlˈteʃən] *n*. 咨询；磋商；[临床] 会诊；讨论会

dyspnoea [dispˈniːə] *n*. 呼吸困难

wheeze [wiz] *n*. [内科] 哮鸣音

diaphragm [ˈdaiəfræm] *n*. [动] 隔膜；快门，光圈；[解] 横隔膜；隔板

eliminate [iˈlimineit] *vt*. 消除；排除

copious [ˈkəupiəs] *adj*. 丰富的；很多的；多产的

dysphoria [disˈfɔːriə] *n*. [医] 烦躁不安

listless [ˈlis(t)lis] *adj*. 倦怠的；无精打采的；百无聊赖的

美食愈病

宁波西乡藕览桥,有朱姓孩,偶患感冒,儿科医生诊之,叮嘱务要忌口。由于食忌甚严,病势急重。先生诊后,知虚多邪少,仓廪空乏。曰:"我肚饿矣。"烧了一大碗肉丝荬菜面。先生端给小孩,狼吞而尽,病霍而愈。

(曲丽芳摘自《范文甫医案》)

Měi Shí Yù Bìng

Níngbō Xīxiāng ǒulǎn qiáo, yǒu Zhū xìng hái, ǒu huàn gǎn mào, ér kē yī shēng zhěn zhī, dīng zhǔ wù yào jì kǒu. Yóu yú shí jì shén yán, bìng shì jí zhòng. Xiān shēng zhěn hòu, zhī xū duō xié shǎo, cāng lǐn kōng fá, Yuē: "Wǒ dù è yǐ." Shāo le yī dà wǎn ròu sī jiāo cài miàn. Xiān shēng duān gěi xiǎo hái, láng tūn ér jǐn, bìng huò ér yù.

(Qū Lìfāng zhāi zì《Fàn Wén Fǔ Yī An》)

Treating the Common Cold with Food

In Oulanqiao, a western village of Ninbo, lived a child named Zhu who had contracted a cold. The Pediatrician advised that he abstain from eating certain types of food that may affect his condition. The prohibited food list was extensive, but Zhu followed the advice even though his condition worsened. Then, Fan Wenfu (1870—1936) came to diagnose the child and he found that while most of the pathogens were gone, Zhu's body was weak. Fan said, "I'm hungry." So the family cooked a large bowl of noodles with shredded pork and vegetables for him. Fan gave it to the child who devoured it. Upon receiving nutrition Zhu's energy was replenished, and he was cured instantly.

(From Fan Wenfu's Medical Records)

(Translator Xie Yongqi)

Glossary

contracted [kən'træktid] *adj*. 收缩了的,已定约的,契约的

abstain [əb'stein] *vi*. 戒(尤指酒),戒除;弃权;避免

Pediatrician [ˌpiːdiə'triʃən] *n*. 儿科医师(等于 pediatrist)

prohibit [prə(u)'hibit] *vt*. 阻止,禁止

shred [ʃred] *n*. 碎片;少量剩余;*vi*. 撕碎;*vt*. 切成条状;用碎
纸机撕毁

devour [di'vauə] *vt*. 吞食;毁灭;凝视

replenish [ri'pleniʃ] *vt*. 补充,再装满;把……装满;给……添
加燃料

第四节　脾胃病
Pí Wèi Bìng
Section Four　Spleen and Stomach Diseases

巧治反胃

一反胃患者,闻药味即吐。蒲辅周除辨证用药外,特别叮嘱患者,用药后若两脚心发热发烫,则可望治愈。患者服药后便专注脚心,反胃呕吐未再出现,其病证亦随之而愈。

(曲丽芳摘自《蒲辅周医案》)

Qiǎo Zhì Fǎn Wèi

Yī fǎn wèi huàn zhě, wén yào wèi jí tǔ. Pú Fǔzhōu chú biàn zhèng yòng yào wài, tè bié dīng zhǔ huàn zhě, yòng yào hòu ruò liǎng jiǎo xīn fā rè fā tàng, zé kě wàng zhì yù. Huàn zhě fú yào hòu biàn zhuān zhù jiǎo xīn, fǎn wèi ǒu tù wèi zài chū xiàn, qí bìng zhèng yì suí zhī ér yù.

(Qū Lìfāng zhāi zì《*Pú Fǔzhōu Yī An*》)

An Ingenious Treatment for Vomiting

A patient who presented with severe vomiting was unable to ingest any herbal medicines because the smell caused him to heave. After Pu Fuzhou consulted and prescribed medicine for the patient, he emphasized that the man's illness would be cured if after taking the medicine he warmed the soles of his feet. The patient concentrated on warming his feet following treatment and he did not vomit again. Once his urge to vomit subsided the man gradually fully recovered.

(From *Pu Fuzhou's Case Records*)

Glossary

ingenious [in'dʒiːniəs] *adj*. 有独创性的；机灵的，精制的；心灵手巧的

ingest [in'dʒest] *vt*. 摄取；咽下；吸收；接待

heave [hiːv] *n*. 一阵呕吐；*vt*. 恶心；发出（叹息等） *vi*. 喘息；呕吐

subsided [səb'said] *vi*. 平息；减弱；沉淀；坐下

平肝治痞

秦某,二七,面长身瘦,禀乎木火之形。气阻皖中,食少碍痛,胃口为逆,乃火气独炽之象,忌用燥热动津,治以平肝和胃。

（曲丽芳摘自《临证指南医案·木乘土》）

Píng Gān Zhì Pǐ

Qín mǒu, èr qī, miàn cháng shēn shòu, bǐng hū mù huǒ zhī xíng. Qì zǔ wǎn zhōng, shí shǎo ài tòng, wèi kǒu wéi nì, nǎi huǒ qì dú chì zhī xiàng, jì yòng zào rè dòng jīn, zhì yǐ píng gān hé wèi.

(Qū Lìfāng zhāi zì《Lín Zhèng Zhǐ
Nán Yī Àn · Mù Chéng Tǔ》)

Harmonise the Liver and Stomach to Treat Distention and Fullness

A 14 year old person named Qin was born with a tall physique and long face: typical attributes of the Wood and Fire body-type. When she presented with symptoms such as distention, loss of appetite, stomach pain upon eating, one should keep her body type in mind and avoid warming and drying treatments. Instead, the correct approach would be to smooth and harmonise her liver and stomach.

(From *Guide to Clinical Cases · Wood Attacks Earth*)

（Translator Xie Yongqi）

Glossary

attribute ['ætribjuːt] *n.* 属性

肢欲沸烫

一儒者,虽暑盛,喜燃火,四肢常欲沸汤渍之,面赤吐痰,一似实火,吐甚宿食亦出,惟食椒、姜等,方快。

食人反出,乃脾胃虚寒,用八味丸、十全大补丸加炮姜渐愈,不月平复。

(何靖摘自《奇症汇》)

Zhī Yù Fèi Tàng

Yī rú zhě, suī shǔ shèng, xǐ rán huǒ, sì zhī cháng yù fèi tāng zì zhī, miàn chì tǔ tán, yī sì shí huǒ, tǔ shén sù shí yì chū, wéi shí jiāo, jiāng děng, fāng kuài.

Shí rù fǎn chū, nǎi pí wèi xū hán, yòng Bā wèi wán, Shí quán dà bǔ wán jiā pào jiāng jiàn yù, bù yuè píng fù.

(Hé Jìng zhāi zì《Qí Zhèng Huì》)

Soaking Limbs in Hot Water

A scholar liked to soak his limbs in hot water, and he even wanted to light a fire in summer. His face was reddish and he vomited often, which seemed to indicate internal repletion fire and yet, only eating peppers or gingers could help relieve his vomiting.

Because he tended to vomit after eating, spleen and stomach vacuity cold was the real cause. Thus, the Eight Ingredients Pills and the All-Inclusive Great Tonifying Pills with baked ginger were used to cure him in less than one mouth.

（From *Collection of Strange Diseases*）

（Translator He Jing）

Glossary

soak [səuk] *n*. 浸
reddish ['rediʃ] *adj*. 淡红色的，微红的；混有或染有红色的
ingredient [in'griːdiənt] *n*.（混合物的）组成部分
vacuity [və'kjuːiti] *n*. 空虚；空白；思想贫乏；无聊之事

嗜食茶果

一妇,年三十余,忽不进食,日饮清茶水果,三年余矣。

薛认为脾气郁结,用归脾汤加吴茱萸四剂,遂饮食如常;若人脾胃虚而不饮食,当以四神丸治之。

(何靖摘自《奇症汇》)

Shì Shí Chá Guǒ

Yī fù, nián sān shí yú, hū bù jìn shí, rì yǐn qīng chá shuǐ guǒ, sān nián yú yǐ.

Xuē rèn wèi pí qì yù jié, yòng Guī pí tang jiā Wú zhū yú sì jì, suì yǐn shí rú cháng; ruò rén pí wèi xū ér bù yǐn shí, dāng yǐ Sì shén wán zhì zhī.

(Hé Jìng zhāi zì《Qí Zhèng Huì》)

Taking Nothing But Tea and Fruits

A woman in her about 30-year-old had eaten nothing but tea and fruit for over 3 years.

Doctor Xue thought her condition was due to spleen qi constraint, and so he treated her with the Restore the Spleen Decoction plus Evodia Four Remedy. She was cured after 4 doses. Similarly, for someone with anorexia due to spleen and stomach insufficiency, the Four-Miracle Pill should be used.

(From Collection of Strange Diseases)

(Translator He Jing)

Glossary

symptom [ˈsimptəm] *n*. 症状；征兆

evodia [iːˈvəudiə] *n*. 吴茱萸

anorexia [ˌænəˈreksiə] *n*. 厌食；神经性厌食症

insufficiency [insəˈfiʃ(ə)nsi] *n*. 不足，不充分；功能不全；不适当

第五节　妇科病
Fù Kē Bìng
Section Five　Gynecological Diseases

月经量少

师曰：“有一妇人来诊，言经水少，不如前者，何也？”

师曰：“曾更下利，若汗出、小便不利者，何以故？”

师曰：“亡其津液，故令经水少。设经下反多于前者，当所苦困。当言：‘恐大便难，身无复汗也。’”

（姚佳音摘自《脉经》）

Yuè Jīng Liàng Shǎo

Shī yuē：“Yǒu yī fù rén lái zhěn, yán jīng shuǐ shǎo, bù rú qián zhě, hé yě?”

Shī yuē：“Céng gèng xià lì, ruò hàn chū, xiǎo biàn bù lì zhě, hé yǐ gù?”

Shī yuē：“Wáng qí jīn yè, gù lìng jīng shuǐ shǎo. Shè jīng xià fǎn duō yú qián zhě, dāng suǒ kǔ kùn. Dāng yán：‘Kǒng dà biàn nán, shēn wú fù hàn yě.’”

（Yáo Jiāyīn zhāi zì《Mài Jīng》）

A Case of Scanty Menstruation

The Master said, "A woman has come to the clinic with a diagnosis of scanty menstruation. What is the reason for it?"

The Master said, "She has had diarrhea, with profuse sweating and difficult urination, what's the reason for her scanty menstruation?"

The Master said, "Her body fluids have been severly depleted, depleted fluids lead to blood dryness and so the flow of her menses have lessened. If her period had become heavier and lasted longer than normal, she would have suffered from constipation and no sweating."

(From The Pulse Classic)

(Translator Yao Jiayin)

Glossary

deplete [di'pliːt] *vt* . 耗尽，用尽；使衰竭，使空虚

气滞难产

一妇,累日产不下,服催生药不效。

庞曰:"此必坐草太早,心下怀惧,气结而不行,非不顺也。《素问》云:"恐则气下。"盖恐则精神怯,怯则上焦闭,闭则气逆,逆则下焦胀,气乃不行矣。以紫苏饮一服便产。如妇人六七月子悬者,用此亦往往有效。

（姚佳音摘自《证治准绳·女科》）

Qì Zhì Nán Chǎn

Yī fù, lèi rì chǎn bù xià, fú cuī shēng yào bù xiào.

Páng yuē: "cǐ bì zuò cǎo tài zǎo, xīn xià huái jù, qì jié ér bù xíng, fēi bù shùn yě." 《Sù Wèn》yún: "kǒng zé qì xià." Gài kǒng zé jīng shén qiè, qiè zé shàng jiāo bì, bì zé qì nì, nì zé xià jiāo zhàng, qì nǎi bù xíng yǐ. Yǐ Zǐ sū yǐn yī fú biàn chǎn. Rú fù rén liù qī yuè zǐ xuán zhě, yòng cǐ yì wǎng wǎng yǒu xiào.

（Yáo Jiāyīn zhāi zì《Zhèng Zhì Zhǔn Shéng · Nǚ Kē》）

Dystocia due to Qi Stagnation

A woman could not give birth for several days, and all the parturifacient (inducing delivery) medicines were ineffective.

Mr Pang said, "she must have prepared for the birth too early and feels frightened, her qi is knotted and not moving." The *Plain Question* says, "Fear causies the qi go downwards." To cover the fear the spirit-mind becomes timid, the upper-jiao closes and the flow of qi is reversed. The qi counterflow causes abdominal distention, and the lower-jiao qi cannot move. Take one dose of Perilla Leaf decoction to assist parturition. It is also effective for Feeling of distension in the thorax during prehnancy.

(From *Standards of Diagnosis and Treatment • Gynecology*)

(Translator Yao Jiayin)

Glossary

dystocia [dis'təuʃiə] *n*. [妇产][中医] 难产
parturifacient [pɑːtuəri'feiʃənt] *adj*. 催产的，催生的
abdominal [æb'dɔminl] *adj*. 腹部的；*n*. 腹肌(常用作复数)
perilla leaf 紫苏叶

气虚阴挺

一妇人，产后有物不上如衣裙，医不能喻。翁曰："此子宫也。"气血虚，故随子而下，即与黄芪、当归之剂，而加升麻举之。乃用皮工之法，以五倍子作汤灌洗，皱其皮。少选，子宫上，翁慰之曰："三年后可再生儿。"

（姚佳音摘自《丹溪心法》）

Qì Xū Yīn Tǐng

Yī fù rén, chǎn hòu yǒu wù bù shàng rú yī qún, yī bù néng yù. Wēng yuē: "cǐ zǐ gōng yě." Qì xuè xū, gù suí zǐ ér xià, jí yǔ huáng qí, dāng guī zhī jì, ér jiā shēng má jǔ zhī. Nǎi yòng pí gōng zhī fǎ, yǐ wǔ bèi zǐ zuò tāng guàn xǐ, zhòu qí pí. Shǎo xuǎn, zǐ gōng shàng, wēng wèi zhī yuē: "sān nián hòu kě zài shēng ér."

（Yáo Jiāyīn Zhāi zì《Dān Xī Xīn Fǎ》）

A Case of Uterine Prolapse

A woman had something protruding from her vagina like female clothing after delivery, and many doctors did not know what it was. An old man (Zhu Danxi) said: "This is the uterus." The woman's qi and blood are depleted, so the uterus prolapsed with the birth of her infant. He gave her astragalus root, Chinese angelica root, and so on, and added black cohosh rhizome to raise the qi. He washed her uterus with a soup made from Chinese gallnut. It crumpled, and after a moment, retracted. The old man comforted her, "In 3 years you can have more children."

[From *The Experiential Therapy of (Zhu)Danxi*]

(Translator Yao Jiayin)

Glossary

protrude [prəˈtruːd] *vi*. 突出,伸出; *vt*. 使突出,使伸出
astragalus root 黄芪,黄芪片
angelica [ænˈdʒelikə] *n*. 当归;当归属植物;白芷属的植物
cohosh [kəˈhɔʃ] *n*. 升麻
gallnt [ˈgɔːlˌnʌt] *n*. 五倍子
crumple [ˈkrʌmp(ə)l] *n*. 皱纹;褶皱; *vi*. 起皱;倒坍;一蹶不振; *vt*. 弄皱;使一蹶不振

第六节　杂病
Zá Bìng
Section Six　Miscellaneous Diseases

脐臭

脐中时有湿液腥臭，按脉素大，此少阴有湿热也。六味能除肾间湿热，宜加减用之。

六味丸去山药，加黄柏、萆薢、女贞子、旱莲草。

（姚佳音摘自《柳选四家医案》）

Qí Chòu

Qí zhòng shí yǒu shī yè xīng chòu, àn mài sù dà, cǐ shào yīn yǒu shī rè yě. Liù wèi néng chú shèn jiān shī rè, yí jiā jiǎn yòng zhī.

Liù wèi wán qù shān yào, jiā huáng bǎi, bì xiè, nǚ zhēn zi, hàn lián cǎo.

（Yáo Jiāyīn zhāi zì《Liǔ Xuǎn Sì Jiā Yī Àn》）

A Case of Smelly Belly Button

A foul odour and seepage from the belly button, with a massive pulse, which indicating damp heat in the shaoyin. Six Ingredients Pill can eliminate dampness and heat in the kidney. The formula can be modified to use for it.

Subtract Chinese yam, and add phellodendron bark, fish-poison yam rhizome, privet fruit and eclipta from the Six Ingredients Pill,

（From Selected Cases from Four Famous Doctors by Liu）

（Translator Yao Jiayin）

Glossary

seepage ['siːpidʒ] *n*. 漏,渗;渗漏;渗液;渗溢

subtracting [səbt'ræktiŋ] *v*. 减,扣除,做减法

modify ['mɔdifai] *vt*. 修改,修饰;更改;*vi*. 修改

暴聋

赵某,男,47 岁。

乘飞机后,左耳发闷,好似完全闭塞,迄今半月,尚未恢复。

耳科检查:左耳耳膜内陷,听力减退,稍有咳嗽,舌苔黄腻,质稍红,脉弦。证乃肝胆郁热,治宜清泄肝胆,以宣通耳窍,方从小柴胡汤加减。

柴胡 9 g、黄芩 6 g、半夏 9 g、焦山 4.5 g、丹皮 9 g、象贝 12 g、炒牛蒡 6 g、僵蚕 6 g、炒甘草 3 g。

（姚佳音摘自《中医经方学家夏仲方专辑》）

Bào Lóng

Zhào mǒu, nán, 47 suì.

Chéng fē ijī hòu, zuǒ ěr fā mèn, hǎo sì wán quán bì sè, qì jīn bàn yuè, shàng wèi huī fù.

Ěr kē jiǎn chá: Zuǒ ěr ěr mó nèi xiàn, ting lì jiǎn tuì, shāo yǒu ké sòu, shé tāi huáng nì, zhì shāo hóng, mài xián. Zhèng nǎi gān dǎn yù rè, zhì yí qīng xiè gān dǎn, yǐ xuān tōng ěr qiào, fāng cóng Xiǎo chái hú tāng jiā jiǎn.

Chái hú 9 g, huáng qín 6 g, bàn xià 9 g, jiāo shān 4. 5 g, dān pí 9 g, xiàng bèi 12 g, chǎo niú bàng 6 g, jiāng cán 6 g, chǎo gān cǎo 3 g.

（Yáo Jiāyīn zhāi zì《Zhōng Yī Jīng Fang Xué

Jiā Xià Zhòngfāng Zhuān Jí》）

A Case of Sudden Deafness

Mr Zhao, male, 47-year-old

After a plane flight, Mr Zhao's left ear felt muffled as if it were completely blocked, and the condition had persisted for half a month.

Otology examination: the eardrum of the left ear was invagination, and hearing was impaired. He had a slight cough, a yellow, greasy tongue coating with a slightly red tongue body, the pulse was string-like (wiry). The syndrome was stagnant heat in the liver and gallbladder. The treatment method was to clear and vent the liver and gallbladder to open the ear canal. A modified Minor Bupluerum Decoction was applied.

Bupleurum 9 g, scutellaria 6 g, pinellia rhizome 9 g, gardenia fruit 4.5 g, tree peony root bark 9 g, fritillaria bulb [zhe bei mu] 12 g, dry-fried great burdock fruit 6 g, stiff silkworm 6 g, dry-fried licorice root 3 g.

(From *Special Collection of Xia Zhongfang ·*
Specialist in Classic Formulas)

(Translator Yao Jiayin)

Glossary

peony ['piːəni] *n*. 牡丹,芍药

otology [əu'tɔlədʒi] *n*. 耳科;[耳鼻喉] 耳科学

invagination [inˌvædʒə'neʃən] *n*. [胚] 内陷,[胚] 凹入;反折处;入鞘

vent [vent] *n*. (感情的)发泄;出口;*vt*. 发泄感情;放出……*vi*. 放出;(通过排泄等)减轻压力

无汗

蒋某,男,28 岁。

患者自幼有汗闭症。暑天烦热难忍,伴有低热、精神疲乏、口干、肢麻甚则作痛,溲多而清。历年来服中西药未效。刻诊肌肤干燥,脉弦而数,满舌裂纹,苔剥,体温 37.4℃。证属肺气阴不足,不能宣散皮毛,汗源亦少。拟益气养阴,润燥清肺之法。

生石膏 30 g、玄参 12 g、知母 9 g、鸡苏散 30 g、太子参 15 g、生地 12 g、葛根 9 g、山药 9 g、桑白皮 12 g、阿胶 9 g。

（姚佳音改编自《上海老中医经验选编》）

Wú Hàn Zhèng

Jiǎng mǒu, nán, 28 suì.

Huàn zhě zì yòu yǒu hàn bì zhèng. Shǔ tiān fán rè nán rěn, bàn yǒu dī rè, jīng shén pí fá, kǒu gān, zhī má shèn zé zuò tòng, sōu duō ér qīng. Lì nián lái fú zhōng xī yào wèi xiào. Kè zhěn jī fū gān zào, mài xuán ér shuò, mǎn shé liè wén, tái bō, tǐ wēn 37.4℃. Zhèng shǔ fèi qì fèi yīn bù zú, bù néng xuān sàn pí máo, hàn yuán yì shǎo. Nǐ yì qì yǎng yīn, rùn zào qīng fèi zhī fǎ.

Shēng shí gāo 30 g, xuán shēn 12 g, zhī mǔ 9 g, jī sū sàn 30 g, tài zǐ shēn 15 g, sheng dì 12 g, gé gēn 9 g, shān yào 9 g, sāng bái pí 12 g, ē jiāo 9 g.

（Yáo Jiāyīn gǎi biān zì《Shàng Hǎi Lǎo Zhōng Yī Jīng Yàn Xuǎn Biān》）

A Case of Anhidrosis

Mr Jiang, male, 28-year-old.

Mr Jiang had suffered from anhidrosis (absence of sweating) since he was a child. He felt dysphoria with a suffocating sensation, accompanied by low-grade fever, fatigue, thirst, and numbness and aching of the limbs. His urine was clear and copious. He had taken both of Chinese and Western medicines many but no effect. Present examination: dry skin, wiry and quick pulse, a cracked tongue with peeled coat, temperature of 37.4℃. The syndrome is lung qi and yin vacuity, so the lung was unable to disperse to the skin, and the source of sweat was depleted. Treatment method: benefit qi, nourish yin, moisten dryness and clear the lung.

Gypsum 30 g, scrophularia (Ningpo figwort root) 12 g, anemarrhena rhizome 9 g, Peppermint Powder 30 g, pseudostellaria root 15 g, fresh rehmannia root 12 g, kudzu root (pueraria) 9 g, Chinese yam 9 g, mulberry root bark 12 g, donkey-hide gelatin 9 g.

(From *Compile of Experience Senior Doctors in Shanghai*)

(Translator Yao Jiayin)

Glossary

anhidrosis [ænhaiˈdrəusis] *n*. 无汗证

dysphoria [disˈfɔːriə] *n*. [医] 烦躁不安

suffocate [ˈsʌfəkeit] *vt*. 压制,阻碍;使……窒息;*vi*. 受阻,受 扼制;窒息

fatigue [fəˈtiːg] *n*. 疲劳,疲乏;*adj*. 疲劳的;*vt*. 使疲劳;使心 智衰弱;*vi*. 疲劳

口舌生疮

一人胃弱痰盛，口舌生疮。彼服滚痰丸愈盛，反泻不止，恶食倦怠，此胃气被伤也。予以香砂六君子汤，数剂少可。再以补中益气汤加茯苓、半夏而愈。

夫胃气不足，饮食不化，亦能为痰。补中益气，乃治痰之法也。若虚证而用峻利之剂，岂不危哉。

（姚佳音摘自《医贯·口舌》）

Kǒu Shé Shēng Chuāng

Yī rén wèi ruò tán shèng, kǒu shé shēng chuāng. Bǐ fú Gǔn tán wán yù shèng, fǎn xiè bù zhǐ, wù shí juàn dài, cǐ wèi qì bèi shāng yě. Yǔ yǐ Xiāng shā liù jūn zǐ tāng, shù jì shǎo kě. Zài yǐ Bǔ zhōng yì qì tang jiā fú líng, bàn xià ér yù.

Fū wèi qì bù zú, yǐn shí bù huà, yì néng wéi tán. Bǔ zhōng yì qì, nǎi zhì tán zhī fǎ yě. Ruò xū zhèng ér yòng jùn lì zhī jì, qǐ bù wēi zāi.

（Yáo Jiāyīn zhāi zì《*Yī Guàn · Kǒu Shé*》）

A Case of Mouth Ulcer

A man was predisposition towards stomach weakness and phlegm presented with sores in mouth and tongue. He had tried the Expelling Phlegm Pills but his condition worsened, he began to have persistent diarrhea, lost his appetite and felt very tired. His stomach qi was injured. I gave him just a few doses of Six-Gentlemen Decoction with Aucklandia and Amormum. Then I used the Tonify the Middle to Augment the Qi Decoction with Poria and Pinellia, and the disease was cured.

Because the man's stomach qi was weak his food was transformed into phlegm rather than nutrient. In this case, tonifying the middle jiao and supplementing the qi was the method to resolve phlegm. It was very dangerous to treat a deficient syndrome with the draining formula.

(From *Thorough Knowledge of Medicine* • *Mouth and Tongue'*)

(Translator Yao Jiayin)

Glossary

predisposition ［priːdispə'ziʃn］ *n.* 倾向；素质；易染病体质

phlegm ［flem］ *n.* 痰，黏液

persistent ［pə'sist(ə)nt］ *adj.* 固执的，坚持的；持久稳固的

第七章
针刺趣闻

Zhēn Cì Qù Wén

Chapter Seven
Acupuncture Stories

针刺助产

宋代年间，中书舍人朱新仲家一产妇过了预产期七日不产，家里人急得不得了，便请名医李几道前往诊视。李几道说："她的情况，百药不能解决问题，唯有针法，可是我的医术不到家，不敢轻率地实施，让我想想办法吧。"他从朱家走出来，适遇老师庞安常，便提及刚才之事。庞安常说："我们一起去看看。"

庞大夫端详产妇后说："没有危险。"令家人以汤温其腰间，庞大夫以手上下拍摩。孕妇顿觉肠胃微痛，生一男孩，母子平安。家人惊喜之余问："这是什么缘故？"

庞大夫说："婴儿的手伸出了衣胞，小手揪住了母亲的肠胃，不懂得解脱。所以，投药没有好处，刚才我隔着腹部摸到了小儿的手所在，针其虎口，儿既痛，即缩手，这样就降生了。"家人听着似乎觉得有点玄，令人将婴儿抱来，一看右手虎口，针痕尚在，大家无不称妙。

（戴嘉皓摘自 39 健康网）

Zhēn Cì Zhù Chǎn

Sòng dài nián jiān, zhōng shū shě rén Zhū Xīnzhòng jiā yì chǎn fù guò le yù chǎn qí qī rì bù chǎn, jiā lǐ rén jí dé bù dé le, biàn qǐng míng yī Lǐ Jǐdào qián wǎng zhěn shì. Lǐ Jǐdào shuō: "Tā de qíng kuàng, bǎi yào bù néng jiě jué wèn tí, wéi yǒu zhēn fǎ, kě shì wǒ de yī shù bù dào jiā, bù gǎn qīng shuài de shí shī, ràng wǒ xiǎng xiǎng bàn fǎ ba." Tā cóng Zhū jiā zǒu chū lái, shì yù lǎo shī Páng Āncháng, biàn tí jí gāng cái zhī shì. Páng Āncháng shuō: "Wǒ men yī qǐ qù kàn kàn."

Páng dà fū duān xiáng chǎn fù hòu shuō: "Méi yǒu wéi xiǎn." Lìng jiā rén yǐ tāng wēn qí yāo jiān, Pang dà fū yǐ shǒu shàng xià pāi mó. Yùn fù dùn jué cháng wèi wēi tòng, shēng yī nán hái, mǔ zǐ píng ān. Jiā rén jīng xǐ zhī yú wèn: "zhè shì shén me yuán gù?"

Páng dài fū shuō: "Yīng ér de shǒu shēn chū le yī bāo, xiǎo shǒu jiū zhù le mǔ qīn de cháng wèi, bù dǒng dé jiě tuō. Suǒ yǐ, tóu yào méi yǒu hǎo chù, gāng cái wǒ gé zhe fù bù mō dào le xiǎo ér de shǒu suǒ zài, zhēn qí hǔ kǒu, er jì tòng, jí suō shǒu, zhè yàng jiù jiàng shēng le." Jiā rén tīng zhe sì hū jué dé yǒu diǎn xuán, lìng rén jiāng yīng ér bào lái, yī kàn yòu shǒu hǔ kǒu, zhēn hén shàng zài, dà jiā wú bù chēng miào.

(Dài Jiāhào zhāi zì 39 Jiàn Kāng Wǎng)

Acupuncture Aids Delivery

During Song Dynasty (960—1279), in (Government Official) Zhu Xinzhong's house, a pregnant woman's baby was seven days overdue. Everyone was very worried. So they called for the famous doctor Li Jidao. He said, "No medicines can solve this problem, only acupuncture will be effective, but I do not have the skills or confidence to do it. Let me think about it." As he left Zhu's house, he bumped into his master Pang Anchang (1042—1099) and mentioned what had just happened. Pang Anchang said, "Let's go and have a look together."

Doctor Pang carefully examined the woman and said, "No danger." He asked the family to warm the woman's waist with hot water. Then he patted and rubbed around her waist. The woman felt slight pain in her stomach and intestines, then her labor began and a boy was born. Both mother and baby were safe, and the family was very happy and impressed. They wanted to know how he had done it.

Dr Pang said, "The baby had partially come out of the womb, but he mistakenly held on to the intestines and didn't know how to get out. So there would have been no benefit from herbal medicines. Just now, I felt for the baby's hand and needled between his thumb and index finger [hegu, LI4]. The baby felt the pain, moved his hand away and was born." The family was incredulous. Some one carried the baby to them have a look. They did saw the mark of the needle still there. Everyone thought it was wonderful.

(Adapted from http://m.39.net/cm/a_1546183.html)

(Translator Dai Jiahao)

Glossary

overdue [əuvə'dju:] *adj.* 过期的；迟到的；未兑的
intestine [in'testin] *adj.* 内部的；*n.* 肠
partially ['pɑ:ʃ(ə)li] *adv.* 部分地；偏袒地
incredulous [in'kredjuləs] *adj.* 怀疑的；不轻信的

针刺重疾

韩贻丰是一个县令,他对于针灸很精通,从政之余往往为别人看病,在当时很有名望。清代名医魏之琇在其著的《续名医类案》中多次提到他从医的事迹。

他曾经为当时的司空徐元正治病。当时徐的病很重,满面浮肿,口角流涎不止,说不出话,双腿沉重得不能迈步。韩为之诊脉后说:"你这种病非得用针灸治疗不可。"于是就让他的孩子拿来蜡烛,举手欲在其顶门上用针治疗。徐公及其儿子、孙子们都很担心害怕,说:"这里怎么可以用针和灸来治疗呢,一定会很痛苦吧。"韩贻丰因为经验丰富,坚持要为之治疗,但是终究没有得到同意,就很遗憾地离开了患者。

过了不久,徐公家人从其他途径闻知韩公医术精湛,针术神通,自己也知道用别的方法没有用处。于是又一次邀请他为自己治疗。韩公给他的百会、神庭、神门、环跳、风市、足三里、涌泉等穴位,针了21针。没有针灸时,患者还以为不知道会有多痛苦呢,及针刺完后,感到身体有一种说不出的舒服感,连声赞叹,认为是最好的效果了。周身的疾病好像一下子都突然消失了。如果患者及其家属不第二次去请韩公为之治疗的话,恐怕永远都不会遇到这样的医生,徐司空的余生也只能在病榻上度过了。

(戴嘉皓改编自《续名医类案》)

Zhēn Cì Zhòng Jí

Hán Yífēng shì yī gè xiàn lìng, tā duì yú zhēn jiǔ hěn jīng tōng, cóng zhèng zhī yú wǎng wǎng wèi bié rén kàn kàn bìng, zài dāng shí hěn yǒu míng wàng. Qīng dài míng yī Wèi Zhīxiù zài qí zhù de 《Xù Míng Yī Lèi Àn》 zhōng duō cì tí dào tā cóng yī de shì jì.

　　Tā céng jīng wèi dāng shí de sī kōng Xú Yuánzhèng zhì bìng. Dāng shí Xú de zhèng zhuàng hěn zhòng, mǎn miàn fú zhǒng, kǒu jiǎo liú xián bù zhǐ, shuō bù chū huà, shuāng tuǐ chén zhòng dé bù néng mài bù. Hán wèi zhī zhěn mài hòu shuō: "Nǐ zhè zhǒng bìng fēi děi yòng zhēn jiǔ zhì liáo bù kě." Yú shì jiù ràng tā de hái zi lái ná lái là zhú, jǔ shǒu yù zài qí dǐng mén shàng yòng zhēn zhì liáo. Xú gōng jí qí ér zi, sūn zi men dōu hěn dān xīn hài pà, shuō: "Zhè lǐ zěn me kě yǐ yòng zhēn hé jiǔ lái zhì liáo ne, yī dìng huì hěn tòng kǔ ba." Hán Yífēng yīn wéi jīng yàn fēng fù, jiù jiān chí yào wèi zhī zhì liáo, dàn shì zhōng jiù méi yǒu dé dào tóng yì, jiù hěn yí hàn de lí kāi le huàn zhě.

　　Guò le bù jiǔ, Xú gōng jiā rén cóng qí tā tú jìng wén zhī Hán gōng yī shù jīng zhàn, zhēn shù tōng shén, zì jǐ yě zhī dào yòng bié de fāng fǎ méi yǒu yòng chù. Yú shì jiù yòu yī cì qù yāo qǐng tā wèi zì jǐ zhì liáo. Hán gōng gěi tā de bǎi huì, shén tíng, shèn mén, huán tiào, fēng shì, zú sān lǐ, yǒng quán děng xué wèi, zhēn le 21 zhēn. Méi yǒu zhēn jiǔ shí, huàn zhě hái yǐ wéi bù zhī dào huì yǒu duō tòng kǔ ne, jí zhēn cì wán hòu, gǎn dào shēn tǐ yǒu yī zhǒng shuō bù chū de shū fú gǎn, lián shēng zàn tàn, rèn wéi shì zuì hǎo de xiào guǒ le. Zhōu shēn de jí bìng hǎo xiàng yī xià zi dōu tú rán xiāo shī le. Rú guǒ huàn zhě jí qí jiā shǔ bù néng dì èr cì qù qǐng Hán gōng wéi zhī zhì liáo de huà, kǒng pà yǒng yuǎn dōu bù huì yù dào zhè yàng de yī shēng, Xú sī kōng de yú shēng yě zhǐ néng zài bìng tà shàng dù guò le.

　　　　　　(Dài Jiāhào gǎi biān zì《Xù Míng Yī Lèi Àn》)

A Severe Illness Cured by Acupuncture

Han Yifeng（early Qing Dynasty）was a county governor, and gifted in the applications of acupuncture and moxibustion. He treated patients in his spare time and gained a good reputation. The famous doctor Wei Zhixiu (1772) in Qing Dynasty（1616—1911）mentioned him and his good deeds several times in his *Cases from Famous Doctors, Arranged by Category*.

Han once treated the then Minister of Engineering Xu Yuanzheng, whose disease was very serious. His face was badly swollen and saliva dribbled from the corners of his mouth, he was unable to talk and his legs were too heavy to walk. After taking Xu's pulse, Han said to him, "I have to use acupuncture and moxibustion to treat you." He asked Xu's children to bring a candle, then he lifted his hands to needle the top of Xu's head. Lord Xu, his children and grandchildren all became worried and scared, and said: "How can you administer acupuncture and moxibustion to the head? It must be so painful?" Han Yifeng was very experienced and insisted on the treatment, but they withdrew their permission, and he regretfully had to leave his patient.

Later, Lord Xu's family learned from other sources that Han had excellent medical skills and his acupuncture and moxibustion were magical. When they realised there was no other cure, they invited Han again. Lord Han administered acupuncture with more than 20 needles at points including bai hui（GV20）, shen ting（GV24）, shen men（HT7）, huan tiao（GB30）, feng shi（GB31）, zu san li（ST36）, yong quan

(KD1) and so on. The patient had expected it would be really painful, but in fact, he felt extremely comfortable, and thought there could not have been a better effect. It seemed as if the illness all over his body had suddenly disappeared. If the family hadn't invited Lord Han back, they would not have encountered such an excellent doctor and Lord Xu would have spent the rest of his life in his sick bed.

(Adapted from *A Continuation of the Cases from Famous Doctors • Arranged by Category*)

(Translator Dai Jiahao)

Glossary

candle ['kænd(ə)l] *n*. 蜡烛

moxibustion [mɔksi'bʌstʃ(ə)n] *n*.艾灸

administer [əd'ministə] *vt*. 管理;执行;*vi*. 给予帮助

regretfully [ri'gretfəli] *adv*. 懊悔地,遗憾地;抱歉地

encounter [in'kauntə; en-] *n*. 遭遇,偶然碰见;*vi*. 遭遇;偶然相遇;*vt*. 遭遇,邂逅;遇到

放血治晕

　　唐高宗患头晕，发作时眼睛看不见东西。当时的侍医张文仲和秦鸣鹤讨论病情后上奏说："这种病是属于头风导致的气血上逆，需要在头上点刺出血后，才能治愈。"

　　当时高宗皇帝很宠幸武则天，所以武则天也很专横，听了二位医生的话后大发脾气，说："皇帝的身体怎么能用来放血呢？说这种话的人应该拉出去斩了。"

　　两位医生听了很害怕，就立即跪下来向高宗皇帝请求。高宗皇帝还算是一个相对开明的君主，说："这是医生们议论疾病，怎么能算是有罪呢？何况我头晕得实在不行了，不妨让他们一试。"于是秦医生就在其头部刺了一针，放出几滴血。刚刺第二针时，就听到高宗皇帝说："我的眼睛已经能看到东西了。"他的话还没有说完，武则天就从后面的帘中反复拜谢说："这真是上天赐给我们这么好的医生啊。"于是就重重地赏赐了两位医生。

（戴嘉皓改编自《针灸的故事》）

Fàng Xuě Zhì Yūn

　　Táng gāo zōng huàn tóu yūn, fā zuò shí yǎn jīng kàn bù jiàn dōng xī. Dāng shí de shì yī Zhāng Wénzhòng hé Qín Mínghè tǎo lùn bìng qíng hòu shàng zòu shuō: "Zhè zhǒng bìng shì shǔ yú tóu fēng dǎo zhì de qì xuè shàng nì, xū yào zài tóu shàng diǎn cì chū xiě hòu cái néng zhì yù."

　　Dāng shí gāo zōng huáng dì hěn chǒng xìng Wǔ Zétiān, suǒ yǐ Wǔ Zétiān yě hěn zhuān hèng, tīng le èr wèi yī shēng de huà hòu dà fā pí qì, shuō: "Huáng dì de shēn tǐ zěn me néng yòng lái fàng xiě ne? Shuō zhè zhǒng huà de rén yīng gāi lā chū qù zhǎn le. "

Liǎng wèi yī shēng tīng le hěn hài pà, jiù lì jí guì xià lái xiàng gāo zōng huáng dì qǐng qiú. Gāo zōng huáng dì hái suàn shì yī gè xiāng duì kāi míng de jūn zhǔ, shuō: "Zhè shì yī shēng men yì lùn jí bìng, zěn me néng suàn shì yǒu zuì ne? Hé kuàng wǒ tóu yūn dé shí zài bù xíng le, bù fáng ràng tā men yī shì. " Yú shì, Qín yī shēng jiù zài qí tóu bù cì le yī zhēn, fàng chū jǐ dī xiě. Gāng cì dì èr zhēn shí, jiù tīng dào gāo zōng huáng dì shuō: "Wǒ de yǎn jīng yǐ jīng néng kàn dào dōng xī le. " Tā de huà hái méi yǒu shuō wán, Wǔ Zétiān jiù cóng hòu miàn de lián zhōng fǎn fù bài xiè shuō: "Zhè zhēn shì shàng tiān cì gěi wǒ men zhè me hǎo de yī shēng a. " Yú shì jiù zhòng zhòng de shǎng cì le liǎng wèi yī shēng.

(Dài Jiāhào gǎi biān zì《*Zhēn Jiǔ De Gù Shì*》)

A Case of Dizziness Cured by Blood-letting

The Tang (Emperor) gaozong (650—684) suffered from constant dizziness, and he couldn't see when it was severe. After they discussed his case, gaozong's doctors, Zhang Wenzhong and Qin Minghe, reported to him, "The illness was due to the upward counterflow of qi and blood caused by wind rising to the head, and it would be cured by needle-pricking to the head to cause bleeding."

At that time, the Emperor gaozong's favourite was Wu Zetian, so Empress Wu was very bossy. After hearing what the doctors had said, she was furious and said, "How could the Emperor's body be abused in this way (blood-letting)?

Take the doctors out and behead them!"

The two doctors were so scared they immediately knelt before the Emperor. Emperor gaozong was fairly liberal, and said, "They were only discussing my condition, how can that be counted as guilty? Anyway, I can't stand the dizziness anymore. Might as well let them have a try." So, Doctor Qin pricked the emperor's head with a needle and released a few drops of blood. As soon as began his second attempt, the Emperor said, "My eyes can see." Before he finished the sentence, Wu Zetian was thanking the doctors repeatedly from behind the curtains, "God has granted us such excellent doctors." They rewarded the doctors with generous gifts.

(Adapted from *Stories of Acupuncture and Moxibustion*)

(Translator Dai Jiahao)

Glossary

pricking [prikiŋ] *n*. 刺;刺痛感;*v*. 刺痛(prick 的 ing 形式)
bossy ['bɔsi] *adj*. 专横的;浮雕装饰的;爱指挥他人的
furious ['fjuəriəs] *adj*. 激烈的;狂怒的;热烈兴奋的;喧闹的
knelt [nelt] *v*. 跪下(kneel 的过去式)
liberal ['lib(ə)r(ə)l] *adj*. 自由主义的

第八章
经 穴 名 释

Jīng Xué Míng Shì

Chapter Eight
Elucidation of Acupoint Names

列缺(手太阴肺经)

列,分解;缺,亏缺。

(摘自《说文解字》)

列缺,天隙电照也。

(摘自《汉书·杨雄传上》)

列缺者,高骨下缺,位列经穴而生奇络,引肺细络,肺阴生阳,至缺处而交手阳明脉……故高骨下缺,肺之络列穴,故名列缺。

(摘自《会元针灸学》)
(刘俊、孙朝宇)

Liè Quē (Shǒu Tài Yīn Fèi Jīng)

Liè, fēn jiè; quē, kuī quē.

(Zhāi zì《Shuō Wén Jiě Zì》)

Liè quē, tiān xì diàn zhào yě.

(Zhāi zì《Hàn Shū · Yáng Xióng Zhuàn Shàng》)

Liè quē zhě, gāo gǔ xià quē, wèi liè jīng xué ér shēng qí luò, yǐn fèi xì luò, fèi yīn shēng yáng, zhì quē chù ér jiāo shǒu yáng míng mài … gù gāo gǔ xià quē, fèi zhī luò liè xué, gù míng liè quē.

(Zhai zì《Huì Yuán Zhēn Jiǔ Xué》)
(Liú Jùn, Sūn Cháoyǔ)

Cracking with a Gap/LU7 (Lung Channel of Hand Greater Yin)

Lie, cleft; que, broken.

(Selected from *Shuo Wen Jie Zi*)

Lie que (the image is) the heavenly rift of a flash of lightning.

[From *Book of the Former Han • The Biography of Yang Xiong* (53 BCE—18 CE)]

Lieque is in the cleft at the top of the styloid process of the radius, just like the heavenly rift. The acupoint is in the channel where the lung channel's fine collaterals emerge, and the lung yin engenders yang, the hand greater-yin channel diverges here to deliver the lung yang and connect to the hand yang-brightness channel. That is why the acupoint is called lieque.

(Selected from *Hui Yuan's Theory of Acupuncture-Moxibustion*)

(Translator Liu Jun and Sun Chaoyu)

鱼际(手阳明大肠经)

鱼,鱼类;际,边际。

(摘自《十四经穴名释义》)

大指本节后,象诸鱼形,故以鱼名之。赤白肉畔,故曰鱼际也。

(摘自《黄帝内经明堂》)
(刘俊、孙朝宇)

Yú Jì (Shǒu Yáng Míng Dà Cháng Jīng)

Yú, yú lèi; jì, biān jì.

(Zhāi zì《Shí Sì Jīng Xué Míng Shì Yì》)

Dà zhǐ běn jié hòu, xiàng zhū yú xíng, gù yǐ yú míng zhī. Chì bái ròu pàn, gù yuē yú jì yě.

(Zhāi zì《Huáng Dì Nèi Jīng MíngTáng》)
(Liú Jùn, Sūn Cháoyǔ)

Fish Border/LU10 (Large Intestine Channel of Hand Yang Brightness)

Yu, fish; ji, border.

(Excerpt from Elucidation of Acupoint Names in Fourteen Channels)

The muscle in the palm at the base of the thumb (the thenar eminence) has a prominent shape like the belly of a fish, so the point is named yu(fish). The point is called yu ji because it is located at the border where the red and white flesh meet.

(From *The Inner Canon of Yellow Emperor • Brightness Hall*)

(Translator Liu Jun and Sun Chaoyu)

合,结合;谷,山谷。

(摘自《十四经穴名释义》)

合谷者,手大指次开阖之处,两手歧骨谷空,故名合谷。

(摘自《会元针灸学》)
(刘俊、孙朝宇)

Hé Gǔ (Shǒu Yáng Míng Dà Cháng Jīng)

Hé, jié hé; gǔ, shān gǔ.
(Zhāi zì《Shí Sì Jīng Xué Míng Shì Yì》)

Hé gǔ zhě, shǒu dà zhǐ cì kāi hé zhī chù, liǎng shǒu qí gǔ gǔ kōng, gù míng hé gǔ.
(Zhāi zì《Huì Yuán Zhēn Jiǔ Xué》)
(Liú Jùn, Sūn Cháoyǔ)

Union Valley/LI4 (Large Intestine Channel of Hand Yang Brightness)

He, junction; gu, valley.
(From *Elucidation of Acupoint Names
in Fourteen Channels*)

This acupoint is between the first and second metacarpal

bones where the thumb and forefinger meet. The region of the point is depressed like a valley.

（From *Hui Yuan's Theory of Acupuncture-moxibustion*）

(Translator Liu Jun and Sun Chaoyu)

迎香(手阳明大肠经)

迎香,迎者,迎遇;香者,芳香之味。香气近鼻无知觉,刺之即知。

(摘自《会元针灸学》)

(刘俊、孙朝宇)

Yíng Xiāng (Shǒu Yáng Míng Dà Cháng Jīng)

Yíng xiāng, yíng zhě, yíng yù; xiāng zhě, fāng xiāng zhī wèi. Xiāng qì jìn bí wú zhī jué, cì zhī jí zhī.

(Zhāi zì《*Huì Yuán Zhēn Jiǔ Xué*》)

(Liú Jùn, Sūn Cháoyǔ)

Greet Fragrance/LI20 (Large Intestine Channel of Hand Yang Brightness)

Ying, approach to, meet; xiang, fragrant, perfume, the aromatic or fragrant flavour (is associated with the earth phase). Although the fragrance is close to the nose(and LI20 connects with the stomach channel), the nose cannot smell it. Needle this acupoint to (treat nose disorders and)improve the sense of nose to smell the fragrance.

(From *Hui Yuan's Theory of Acupuncture-moxibustion*)

(Translator Liu Jun and Sun Chaoyu)

天枢（足阳明胃经）

天，天空；枢，枢纽。

此穴平脐高度，相当天地间枢纽。

（摘自《十四经穴名释义》）

天枢之上，天气主之；天枢之下，地气主之；气交之中，人气从之，万物由之，此以谓也。

（摘自《素问·六微旨大论》）

（刘俊、孙朝宇）

Tiān Shū (Zú Yáng Míng Wèi Jīng)

Tiān, tiān kōng; shū, shū niǔ.

Cǐ xué píng qí gāo dù, xiāng dàng tiān dì jiān shū niǔ.

(Zhāi zì《Shí Sì Jīng Xué Míng Shì Yì》)

Tiān shū zhī shàng, tiān qì zhǔ zhī; tiān shū zhī xià, dì qì zhǔ zhī; qì jiāo zhī zhōng, rén qì cóng zhī, wàn wù yóu zhī, cǐ yǐ wèi yě.

(Zhāi zì《Sù Wèn · Liù Wēi Zhǐ Dà Lùn》)

(Liú Jùn, Sūn Cháoyǔ)

Heavenly Pivot/ST25 (Foot Yang Brightness Stomach Channel)

Tian, heaven; shu, pivot, axis.

This acupoint is level with the naval, corresponding to the pivot(intersection)between Heaven and Earth.

(From *Elucidation of Acupoint Names in Fourteen Channels*)

The region above heavenly pivot, heavenly qi governs it; the region below heavenly pivot, earthly qi governs it. The interactions between [heaven and earth], human qi follows it, and the myriad beings come from it. That is why the acupoint is called "Heavenly pivot".

(From *The Elementary Questions*: *Great treatise on the subtle significance of the six kinds of qi'*)

(Translator Liu Jun and Sun Chaoyu)

神门(手少阴心经)

神,神灵;门,门户。

(摘自《十四经穴名释义》)

神门,神明之官,此其门路也。

(摘自《采艾编翼》)
(刘俊、孙朝宇)

Shén Mén (Shǒu Shǎo Yīn Xīn Jīng)

Shén, shén líng; mén, mén hù.

(Zhāi zì《Shí Sì Jīng Xué Míng Shì Yì》)

Shén mén, shén míng zhī guān, cǐ qí mén lù yě.

(Zhāi zì《Cǎi Ài Biān Yi》)
(Liú Jùn, Sūn Cháoyǔ)

Spirit Gate/HT7 (Heart Channel of Hand Lesser Yin)

Shen, divine spirit, mind; men, gate.
(From *Elucidation of Acupoint Names in Fourteen Channels*)

Shenmen is the office of spirit-mind radiance. It is the gate and the way of the spirit-mind.

(From *The Book about Moxibustion*)
(Translator Liu Jun and Sun Chaoyu)

养老(手太阳小肠经)

养,保养;老,老人。

(摘自《十四经穴名释义》)

养老:益者为养。以其该穴主治目视不明,耳闭不闻,肩欲折,手不能自上下……针此有益于老人健康,故名。

(摘自《腧穴命名汇解》)
(刘俊、孙朝宇)

Yǎng Lǎo (Shǒu Tài Yáng Xiǎo Cháng Jīng)

Yǎng, bǎo yǎng; lǎo, lǎo rén.

(Zhāi zì《*Shí Sì Jīng Xué Míng Shì Yì*》)

Yǎng lǎo: Yì zhě wéi yǎng. Yǐ qí gāi xué zhǔ zhì mù shì bù míng, ěr bì bù wén, jiān yù zhé, shǒu bù néng zì shàng xià … zhēn cǐ yǒu yì yú lǎo rén jiàn kāng, gù míng.

(Zhāi zì《*Shù Xué Mìng Míng Huì Jiě*》)
(Liú Jùn, Sūn Cháoyǔ)

Provision for the Aged/SI6 (Small Intestine Channel of Hand Greater Yang)

Yang, maintain, support; lao, old man, old people.

(From *Elucidation of Acupoint Names in Fourteen Channels*)

Yanglao: Yang means benefit and support. This acupoint is good at treating diseases of the elderly such as blurring vision, deafness, shoulder pain and arm dyskinesia⋯ Needling this point can benefit the health of older people, hence given the name.

(From *Collection of Explanation about Acupoint Name*)

(Translator Liu Jun and Sun Chaoyu)

涌泉(足少阴肾经)

涌泉,涌是水腾溢的现象,泉为水自地出……位在足掌心陷者中,足底位在人体最低处,低者为地,脉气从足底发出,犹如地出涌泉之状,故以为名。

(摘自《穴名选释》)

(刘俊、孙朝宇)

Yǒng Quán (Zú Shǎo Yīn Shèn Jīng)

Yǒng quán, yǒng shì shuǐ téng yì de xiàn xiàng, quán wéi shuǐ zì dì chū... wèi zài zú zhǎng xīn xiàn zhě zhōng, zú dǐ wèi zài rén tǐ zuì dī chù, dī zhě wéi dǐ, mài qì cóng zú dǐ fā chū, yóu rú dì chū yǒng quán zhī zhuàng, gù yǐ wéi míng.

(Zhāi zì《*Xué Míng Xuǎn Shì*》)

(Liú Jùn, Sūn Cháoyǔ)

Gushing Spring/KD1 (Kidney Channel of Foot Lesser Yin)

Yongquan: yong means gushing water, quan means spring. This acupoint is in the large depression in the middle of the sole under the foot and the plantar surface is the lowest part of the human body, corresponding to earth. Since the channel qi emerges from the sole under the foot like a gushing spring, the acupoint is called gushing spring.

(From *Selected Elucidation of Acupoint Name*)

(Translator Liu Jun and Sun Chaoyu)

阳陵泉（足少阳胆经）

阳，阴之对；陵，丘陵；泉，泉水。

（摘自《十四经穴名释义》）

腿之外侧属阳，腓骨小头与腓骨长肌隆起比似为陵，穴在隆起之前下，故曰阳陵。

（摘自《孔穴命名的浅说》）
（刘俊、孙朝宇）

Yáng Líng Quán (Zú Shào Yáng Dǎn Jīng)

Yáng, yīn zhī duì; líng, qiū líng; quán, quán shuǐ.
(Zhāi zì《Shí Sì jīng Xué Míng Shì Yì》)

Tuǐ zhī wài cè shǔ yáng, féi gǔ xiǎo tóu yǔ féi gǔ zháng jī lóng qǐ bǐ sì wéi líng, xué zài lóng qǐ zhī qián xià, gù yuē yáng líng.
(Zhāi zì《Kǒng Xué Mìng Míng De Qiǎn Shuō》)
(Liú Jùn, Sūn Cháoyǔ)

Yang Hill Spring/GB34 (Gall Bladder Channel of Foot Lesser Yang)

Yang, the opposite of yin; lin, hill, mound; quan, spring.
(From *Elucidation of Acupoint Names in Fourteen Channels*)

The exterior (lateral aspect) of the leg pertains to yang, the head of the fibula and the peroneal muscle (peroneus longus) is prominent like a mound, the point located in the depression below the mound, like a spring, so the acupoint is called yang mound spring.

(From *Elementary Introduction to Acupoint Name*)

(Translator Liu Jun and Sun Chaoyu)

第八章 经穴名释

光明（足少阳胆经）

光明，即明亮。

（摘自《十四经穴名释义》）

光明：少阳此络于肝，至此而益光明也。

（摘自《采艾编翼》）

（刘俊、孙朝宇）

Guāng Míng (Zú Shào Yáng Dǎn Jīng)

Guāng míng, jí míng liàng.

(Zhāi zì《Shí Sì Jīng Xué Míng Shì Yì》)

Guāng míng: shào yáng cǐ luò yú gān, zhì cǐ ér yì guāng míng yě.

(Zhāi Zì《Cǎi Ài Biān Yì》)

(Liú Jùn, Sūn Cháoyǔ)

Light Brightness/GB37 (Gall Bladder Channel of Foot Lesser Yang)

Guang ming, means light and brightness.

(From *Elucidation of Acupoint Names in Fourteen Channels*)

Light brightness: the lesser yang (gall bladder) channel's

luo-connecting point which connects the liver. It is good to treat eye disease and improve eyesight.

（From *The Book of Moxibustion*）

(Translator Liu Jun and Sun Chaoyu)

百会(督脉)

百,多数;会,交会。

(摘自《十四经穴名释义》)

百会者,五脏六腑,奇经三阳,百脉之所会,故名百会。

(摘自《会元针灸学》)
(刘俊、孙朝宇)

Bǎi Huì (Dū Mài)

Bǎi, duō shù; huì, jiāo huì.

(Zhāi zì《Shí Sì Jīng Xué Míng Shì Yì》)

Bǎi huì zhě, wǔ zàng liù fǔ, qí jīng sān yáng, bǎi mài zhī suǒ huì, gù míng bǎi huì.

(Zhāi zì《Huì Yuán Zhēn Jiǔ Xué》)
(Liú Jùn, Sūn Cháoyǔ)

Confluence of Hundred/GV20 (Governing Vessel)

Bai, one hundred and many; hui, confluence, meeting, intersection and so on.

(From Elucidation of Acupoint Names
in Fourteen Channels)

This acupoint is a place where the five viscera, six

bowel，the extraordinary and the three foot yang channels，
the hundred vessels（channels）meet there，so it is called
"confluence of hundred".

（From *Hui Yuan's Theory of Acupuncture-moxibustion*）

(Translator Liu Jun and Sun Chaoyu)

气海(任脉)

气,元气;海,海洋。

(摘自《十四经穴名释义》)

气海,生气之海,凡百病以为主。

(摘自《采艾编翼》)
(刘俊、孙朝宇)

Qì Hǎi (Rèn Mài)

Qì, yuán qì; hǎi, hǎi yáng.

(Zhāi zì《Shí Sì Jīng Xué Míng Shì Yì》)

Qì hǎi, shēng qì zhī hǎi, fán bǎi bìng yǐ wéi zhǔ.

(Zhāi zì《Cǎi Ài Biān Yì》)
(Liú Jùn, Sūn Cháoyǔ)

Sea of the Qi /CV 6 [Conception Vessel(channel)]

Qi, primary qi; hai, sea, ocean.

(From *Elucidation of Acupoint Names in Fourteen Channels*)

The "sea of the qi" is the sea of life qi (the primary qi), and it is a major point for treating all diseases.

(From *The Book of Moxibustion*)

Glossary

styloid process ['staildid 'prəuses] *n*.［解剖］桡骨茎突
radius ['reidiəs] *n*.［解剖］桡骨
metacarpal [metə'kɑːp(ə)l] *n*. 掌骨
dyskinesia [diski'niʒə] *n*.［医］运动障碍
fibula ['fibjulə] *n*.［解剖］腓骨
peroneal [perə'niːəl] *adj*.［解剖］腓骨的；腓侧的
collaterals [kə'lætərəlz] *n*. 络脉
rift [rift] *n*. 裂缝；不和；［木］裂口；*vt*. 使断裂；使分开；*vi*.
裂开

参 考 书 目
List of sources

［1］汉·司马迁.史记［M］.北京：中华书局,2013.

［Si Maqian（145BC—?）. *The Historical Records*［M］. Beijing：Zhong Hua Book Company，2013.

［2］晋·葛洪,胡守为校释.神仙传校释［M］.北京：中华书局, 2010.

Ge Hong（284—364）, proofreaded and Noted Hu Shouwei. *Collated and Annotated of The Tales of the Immortals*［M］. Beijing：Zhong Hua Book Company， 2013.

［3］南朝·范晔.后汉书［M］.北京：中华书局,1965

Fan Ye（398—445）. *History of the Later Han*［M］. Beijing：Zhong Hua Book Company，1965.

［4］西晋·陈寿.三国志·魏书［M］.北京：中华书局,2006.

Chen Shou（233—297）. *The Three Kingdoms · The Book of Wei*［M］. Beijing：Zhong Hua Book Company， 2006.

［5］清·胡崇伦,汤有光,马章玉.仪真县志［M］.北京：中国书 店出版社,2002.

Hu Chonglun, Tang Youguang, Ma Zhangyu（?）. *Annals of the Yizhen County*［M］. Beijing：Chinese Bookstore Publishing House，2002.

［6］战国·韩非.韩非子［M］.上海：上海三联书店,2014.

Han Fei（280—233BC）. Hanfei Zi，*Illustrations of Lao*

［M］. Shanghai：The Joint Publishing Company of Shanghai，2014.

［7］陈倩,赵佳.千古中医千古事·细说中医源流典故［M］.武汉：武汉出版社,2009.

Chao Qian，Zhao Jia. *Chinese Medicine Through the Ages · Elaborating on the Stories about the Origins of Chinese Medicine*［M］. Wuhan：Wuhan Press，2009.

［8］明·许浩.复斋日记［M］.北京：商务印书馆,1936.

Xu Hao（1488?）. *Diary of Fu Zhai*［M］. Beijing：Commercial Press，1936.

［9］清·叶天士.叶案疏证［M］.上海：上海求恒医社,1937.

Ye Tianshi（1666—1745）. *Comments and Textual Research of Ye Tianshi's Medical Cases*［M］. Shanghai：Qiu Heng Medical Society，1937.

［10］元·脱脱,阿鲁图,等.宋史［M］.北京：中华书局,1985.

Tuo Tuo，A Lutu，et al（1314—1355）. *History of Song Dynasty*［M］. Beijing：Zhong Hua Book Company，1985.

［11］明·张景岳.类经［M］.北京：中国医药科技出版社,2011.

Zhang Jingyue（1563—1640）. *Lei Jing*［M］. Beijing：Chinese Medical Science and Technology Press，2011.

［12］清·徐昆.柳崖外编［M］.长春：吉林大学出版社,1995.

Xu Kun（1715—?）. *Anecdotes Written by Liu Ya*［M］. Changchun：Jilin University Press，1995.

［13］张存悌,田振国,张勇.品读名医［M］.北京：人民卫生出版社,2006.

Zhang Cundi，Tian Zhenguo，Zhang Yong. *Readings on Famous Doctors*［M］. Beijing：People's Hygiene Press，2006.

［14］王焕华.中药趣话［M］.天津：百花文艺出版社,2006.

Wang Huanhua. *Witticism of Chinese Materia Medica* [M]. Tianjin：Bai Hua Literature and Art Publishing House，2006.

［15］宋·徐铉.稽神录[M].上海：上海古籍出版社，2012.

Xu Xuan （916—991）. *Records of the Gods* ［M］. Shanghai：Shanghai Classics Publishing House，2012.

［16］金·张从正.儒门事亲[M].北京：中国医药科技出版社，2011.

［Zhang Congzheng（1156—1228）. *Confucians' Duties to Their Parents*［M］. Beijing：Chinese Medical Science and Technology Press，2011.

［17］明·李时珍.本草纲目[M].太原：山西科学技术出版社，2014.

Li Shizhen（1518—1593）. *The Great Pharmacopoeia* ［M］. Taiyuan：Shanxi Science and Technology Press，2014.

［18］邱仕君，肖莹，李姝淳.中医药趣闻[M]广州：羊城晚报出版社，2006.

Qiu Shijun，Xiao Ying，Li Shuchun. *Anecdotes of Chinese Medicine*. ［M］Guangzhou：Yangcheng Evening News Press，2006.

［19］大众卫生报

The Public Health Report newspaper

［20］胡献国.中医原来这么有趣[M].北京：农村读物出版社，2006.

Hu Xianguo. *The Interesting Stories of Chinese Medicine* ［M］. Rural Literature Press，2006.

［21］新浪中医

Sina Chinese Medicine(http：//zhongyi. sina. com/)

［22］清·王清任.医林改错注释[M]陕西省中医研究院注释.

北京：人民卫生出版，1985.

Wang Qinren（1768—1831）. *Correcting the Errors in the Forrest of Medicine*［M］. Beijing：People's Medical Publishing House，1985.

［23］清·沈源.奇症汇［M］.北京：中医古籍出版社，1999.

Shen Yuan（?）. *Collection of Strange Diseases*［M］. Beijing：Chinese Classics Publishing House，1999.

［24］清·吴瑭.吴鞠通医案［M］.上海：上海科学技术出版社，2010.

Wu Tang（1758—1836）. *Medical Records of Wu Jutong*［M］. Shanghai：Shanghai Science and Technology Press，2010.

［25］明·楼英.医学纲目［M］.北京：中国中医药出版社，1996.

Lou Ying（1332—1401）. *Compendium of Medicine*［M］. Beijing：China Traditional Chinese Medicine Publishing House，1996.

［26］清·俞震.古今医案按［M］.太原：山西科学技术出版社，2013.

Yu Zhen（?）. *Comment on Ancient Medical Records*［M］. Taiyuan：Shanxi Science and Technology Press，2013.

［27］清·柳宝诒.柳选四家医案［M］. 北京：中国中医药出版社，1997.

Liu Baoyi（1842—1901）. *Clinical Cases of Four Famous Doctors Chosen by Doctor Liu*［M］. Beijing：China Traditional Chinese Medicine Publishing House，1997.

［28］清·王旭高.王旭高临证医案［M］.北京：人民卫生出版社，1987.

Wang Xugao（1798—1862）. *Clinical Cases of Wang Xugao*［M］. Beijing：People's Hygiene Press，1987.

[29] 浙江省中医药研究所.范文甫专辑[M].北京：人民卫生出版社,1986.

Zhe Jiang Institute of Traditional Chinese Medicine. *The Album of Fan Wenfu* [M]. Beijing：People's Hygiene Press，1986

[30] 晏婴,汤化译注.晏子春秋[M].北京：中华书局,2011.

Yan Ying（578—500 BC），Translation and Annotation by Tang Hua. *Yanzi's Spring and Autumn Annals*[M]. Beijing：Chinese Book Company，2011.

[31] 林语堂.苏东坡传[M].长春：时代文艺出版社,2004.

Lin Yutang. *The Biography of Su Dongpo* [M]. Changchun：Era of literature and Art Publishing House，2004.

[32] 中国中医研究院.蒲辅周医案[M]. 北京：人民卫生出版社,2005.

Chinese Academy of Traditional Chinese Medicine. *Cases of Pu Fuzhou* [M]. Beijing：People's Hygiene Press，2005.

[33] 清·叶天士.临证指南医案[M].北京：人民卫生出版社,2006.

Ye Tianshi (1666—1745). *Guide to Clinical Cases*[M]. Beijing：People's Hygiene Press，2006.

[34] 严石林,李正华.脉经[M].成都：四川科学技术出版社,2008.

Yan Shilin，Li Zhenghua. *The Pulse Classic* [M]. Chengdu：Sichuan Science and Technology Press，2008.

[35] 明·王肯堂.证治准绳[M].北京：人民卫生出版社,1993.

Wang Kentang（about 1552—1638）. *Standards of Diagnosis and Treatment*[M]. Beijing：People's Hygiene Press，1993.

［36］元・朱震亨.丹溪心法［M］.北京：人民卫生出版社，2005.
Zhu Zhengheng （ 1281—1358 ）. *The Experiential Therapy of （ Zhu ） Danxi* ［ M ］. Beijing：People's Hygiene Press，2005.

［37］陈玉英.中医经方学家夏仲方专辑［M］.北京：化学工业出版社，1990.
Chen Yuying. *Special Collection of Xia Zhongfang · Specialist in Classic Formulas* ［M］. Beijing：Chemical Industry Press，1990.

［38］上海市卫生局.上海老中医经验选编［M］.上海：上海科学技术出版社，1980.
Shanghai Health Burea. *Compile of Experience of the Senior Doctors in Shanghai* ［M］. Shanghai：Shanghai Science and Technology Press，1980.

［39］明・赵献可.医贯［M］.北京：中国中医药出版社，2009.
Zhao Xianke（?）. *Thorough Knowledge of Medicine* ［M］. Beijing：China Traditional Chinese Medicine Publishing House，2009.

［40］清・沈源.奇症汇［M］.北京：中医古籍出版社，1981.
Shen Yuan （?）. *Collection of Strange Diseases* ［M］. Beijing：TCM Ancient Books Publishing House，1981.

［41］清・魏之琇.续名医类案［M］.北京：人民卫生出版社，1997.
Wei Zhixiu (1722—1772). *A Continuation of the Cases from Famous Doctors · Arranged by Category* ［M］. Beijing：People's Hygiene Press，1997.

［42］陈沫金.中药的故事［M］.天津：百花文艺出版社.2010.
Chen Mojin. *Stories of Chinese Medicine* ［M］. Tianjin：Bahua Literature and Art Publishing House，2010.

［43］东汉・许慎.说文解字［M］.北京：中华书局，2004.

Xu Shen（about 58—147）. *A Chinese Dictionary of Words and Expressions*［M］. Beijing：Zhong Hua Book Company，2004.

［44］东汉·班固，颜师古注.汉书［M］.北京：中华书局，1997.
Ban Gu（32—92），Annotation by Yan Shigu. *Book of the Han*［M］. Beijing：Zhong Hua Book Company，1997.

［45］焦会元.会元针灸学［M］.北京：泰山堂书庄，1937.
Jiao Huiyuan. *Hui Yuan's Theory of Acupuncture-Moxibustion*［M］. Beijing：Tai Mountain Hall Publishing House，1937.

［46］中国针灸学会穴位研究委员会.十四经穴名释义［M］.北京：中国针灸学会穴位研究委员会，1983.
Acu-points Research Committee of Chinese Association of Acupuncture-Moxibustion. *Elucidation of Acu-point Names in Fourteen Channels*［M］. Beijing：Acu-points Research Committee of Chinese Association of Acupuncture-Moxibustion，1983.

［47］隋唐·杨上善.黄帝内经明堂［M］.北京：中华书局，1985.
Yang Shangshan（575—670）. *The Yellow Emperor's Brightness Hall*［M］. Beijing：Zhong Hua Book Company，1985.

［48］佚名.黄帝内经素问［M］.北京：人民卫生出版社，1963.
Anonymous. *The Plain Questions in Inner Canon of Yellow Emperor*［M］. Beijing：People's Hygiene Press，1963.

［49］清·叶茶山.采艾编翼［M］.北京：中医古籍出版社，1985.
Ye Chashan（?）. *The Book of Moxibustion*［M］. Beijing：Chinese Classics Publishing House，1985.

［50］刘冠军.腧穴命名汇解［J］.陕西新医药，1974(6)：65.

Liu Guanjun. *Collection of Explanations about Acu-point Names*[J]. Shanxi New Medicine，1974(6)：65.

[51] 吴绍德.穴名选释[J].上海中医药杂志,1981(11)：36.
Wu Shaode. *Selected Elucidation of Acu-point Name* [J]. Shanghai Journal of Traditional Chinese Medicine，1981(11)：36.

[52] 李渠.孔穴命名的浅说[J].中医研究通讯,1963.(1)：11.
Li Qu. *The Elementary Introduction to Acu-point Names* [J]. Traditional Chinese Medicine Research Letters，1963.(1)：11.

[53] 张国庆.中药传奇[M].北京：军事医学科学出版社，2010.
Zhang Guoqin. *The Legend of Chinese Medicine* [M]. Beijing：Military Medicine Science press，2010.

[54] 丁兆平.中药传奇[M].济南：山东画报出版社. 2011.
Ding Zhaoping. *The Legend of Chinese Medicine* [M]. Jinan：Shangdong pictorial publishing house，2011.

[55] 陈沫金.针灸的故事[M].太原：山西科学技术出版社. 2014.
Chen Mojin. *Stories of Acupuncture and Moxibustion* [M]. Taiyuan：Shanxi Science and Technology Publishing House，2014.

[56] Dan Bensky, Steven Clavey, Erich Stöger. *Chinese Herbal Medicine：Materia Medica*[M]. WA 98139 USA：Eastland Press，Tnc，2004.

[57] Volker Scheid, Dan Bensky, Andrew Ellis Randall Barolet. *Chinese Herbal Medicine，Formulas & Strategies* [M]. WA 98139 USA：Eastland Press,Tnc,2009.

[58] 39 健康网
http：//www.39.net

Printed in the United States
By Bookmasters